Deine exklusiven Vorteile auf einen Blick

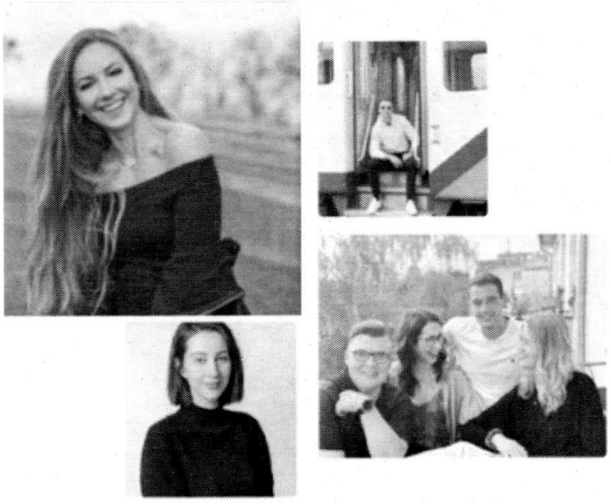

Das Rundum-Sorglos-Paket: Unsere Online-Testtrainer enthalten alle wichtigen Bereiche und Materialien, die du für deine Prüfung benötigst.

Kein Abo: Unser Versprechen für dich: Dir entstehen keine Zusatzkosten. Mit dem Kauf deines Paketes bekommst du Zugriff auf deinen Kurs. Und zwar ein Leben lang und auf so vielen Geräten, wie du willst!

Erstklassiger Support: Das TestHelden-Team steht dir natürlich für Fragen zur Verfügung. Du kannst uns per Discord, Whatsapp oder per E-Mail erreichen.

Immer auf dem neusten Stand: Dein Testtrainer aktualisiert sich automatisch. Alle Inhalte werden regelmäßig ergänzt und überarbeitet.

Unabhängig lernen: Egal auf Tablet, Computer oder Smartphone – dein Testtrainer ist immer zur Stelle, wenn du ihn brauchst. Du kannst rund um die Uhr lernen und alle Aufgaben so oft üben, wie du möchtest.

Lebendige und exklusive Community: Als TestHelden-Kunde bist du Teil unserer großartigen Community. Du kannst mit anderen Absolventen ins Gespräch kommen, dich austauschen und Erfahrungen und Materialien teilen.

Bergeweise Fragen und Materialien: Dein Testtrainer enthält tausende Aufgaben aus allen wichtigen Bereichen. Neben Artikeln und Tests stehen dir auch zahlreiche professionelle Erklär- und Lernvideos zur Verfügung. Vorbereiten war nie einfacher!

In fünf Schritten zum bestandenen Test!

1 **Bestell dir jetzt dein passendes Buch!**

Wenn du dein Buch in den Händen hältst, dann hast du den ersten Schritt schon geschafft. Du hast ein passendes Produkt für dich gefunden und bist bereit, mit deiner Vorbereitung zu starten.

2 **Erkunde das Buch.**

Das Buch enthält eine Reihe von Kapiteln, um dich zu unterstützen. Es lohnt sich, einfach ein wenig in den Kapiteln zu stöbern.

3 **Löse deinen Gutscheincode ein und lade die App herunter!**

Mit dem Kauf dieses Buches hast du automatisch auch einen Gutschein für unseren Online-Testtrainer erhalten. Den Gutschein und eine Anleitung findest du am Ende des Buches. Mit dem Online-Testtrainer kannst du per App oder Website digital lernen – wann und wo du willst. Der Testtrainer aktualisiert sich automatisch, wenn sich im Testverfahren etwas ändert. Du bist also immer auf dem neusten Stand! Genial, oder?

4 **Finde Lernpartner und lerne unsere Community kennen!**

Austausch ist der Schlüssel für erfolgreiches Lernen. Deshalb haben wir für dich eine Community gegründet – wahlweise direkt bei uns im Forum oder auf unserem Discord-Server. In der Community kannst du dich mit anderen Menschen austauschen, vernetzen und ins Gespräch kommen.

5 **Starte dein Online-Training**

Bereit zum Durchstarten? Beginne dein digitales Training per App oder Website. Unsere Community und das TestHelden-Team steht dir bei Fragen jederzeit zur Verfügung. Wir freuen uns auf dich!

MD Auswahlverfahren Vorbereitung:

Das Buch inkl. Online-Testtrainer von TestHelden

MD Auswahlverfahren Vorbereitung:
Das Buch inkl. Online-Testtrainer von TestHelden

Herausgeber:
eHEROES GmbH
Vertretungsberechtigter Geschäftsführer:
Tom Wenk
Sitz: D-08412 Werdau,
August-Bebel-Straße 3

1. Auflage

Weitere Kontaktinformationen:
https://testhelden.com

E-Mail: support@testhelden.com
WhatsApp/Telefon: +49 173 72 680 05
YouTube: @TestHelden
Instagram: @TestHelden.Official
Pinterest: @TestHelden
FaceBook: @TestHelden

ISBN: 978-3-98817-590-8
Verlagsnummer: 978-3-98540

Inhalt

Übrigens: Das sind nur einige der Themen, die dir in diesem Trainingspaket zur Verfügung stehen. Mit dem Kauf dieses Buches erhältst du exklusiv tausende weitere Übungen zu vielen spannenden Themengebieten.

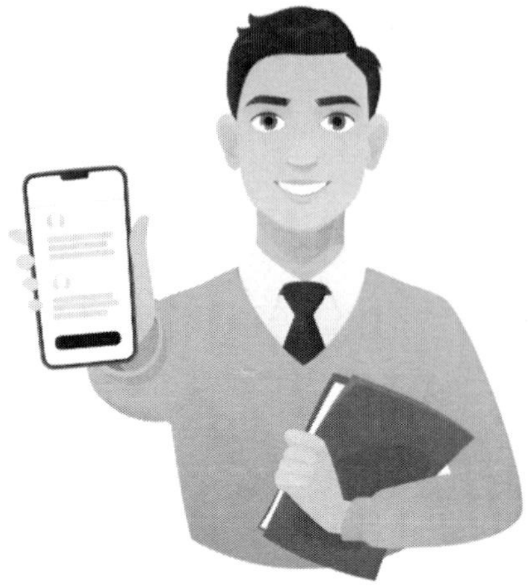

Eine Anleitung dazu, wie du diese Inhalte freischalten kannst, findest du auf den hinteren Seiten des Buches.

Übungsmaterialien

Übung: Fachwissen MD

Darum geht es in dieser Übung: In diesem Themenbereich findest du Aufgaben, bei denen du dein Wissen im Bereich des Medizinischen Dienstes der Krankenversicherung (MDK) und der medizinischen Fachterminologie geprüft wird. Dein Lernziel ist es, ein Verständnis für die Rolle des MDK in der Gesundheitsversorgung und die Bedeutung von medizinischen Gutachten und Begutachtungen zu entwickeln.

Tipp: Wie immer kannst du diese Seite hier nutzen, um dir einige Notizen zu machen. Du kannst zum Beispiel festhalten, welche Erwartungen du an den Test hast, was dir beim Üben aufgefallen ist oder was dir besonders schwer oder leicht gefallen ist.

🚀 Deine Notizen:

Aufgaben

Frage 1:

Wie viele Mitarbeiter hat der MD (Stand 2024) ungefähr beschäftigt?

- ☐ A: 8500-9500
- ☐ B: 1500-2000
- ☐ C: 10500-11500
- ☐ D: 470-620

Frage 2:

Wofür stand die Abkürzung MDK, bevor der Medizinische Dienst reformiert wurde?

- ☐ A: Medizinischer Dienst der Krankenversicherung
- ☐ B: Medizinisches Detailwissen der Krankenversicherung
- ☐ C: Mitteldeutscher Krankenkassendiesnt
- ☐ D: Medizinisch-Deutsche Krankenkassenvereinigung

Frage 3:

Welche Farbe hat das Logo des MD?

- ☐ A: Rot
- ☐ B: Grün
- ☐ C: Orange
- ☐ D: Blau

Frage 4:

Was bedeutet IKK?

- ☐ A: Innungskrankenkasse
- ☐ B: Innerdeutsche Krankenkassenvereinigung
- ☐ C: Inland-Krankenkasse
- ☐ D: Internationale Krankenkasse

Frage 5:

Wie lange müssen Überweisungsscheine aufbewahrt werden?

- ☐ A: 5 Jahre
- ☐ B: 3 Monate
- ☐ C: 10 Jahre
- ☐ D: 1 Jahr

Frage 6:

Wie viele eigenständige Medizinische Dienste gibt es? (Stand: 2024)

- ☐ A: 16
- ☐ B: 8
- ☐ C: 15
- ☐ D: 2

Frage 7:

Was können die rechtlichen Konsequenzen sein, wenn ein Arzt einen schweren Fehler begeht?

- ☐ A: fristlose Kündigung
- ☐ B: Einschränkung im Arbeitsumfeld
- ☐ C: Drohung eines Verfahrens zum Entzug der Approbation
- ☐ D: große Geldstrafe und 1 Monat Arbeitsverbot

Frage 8:

Wie vele Module von Begutachtungsrichtlinien zur Feststellung der Pflegebedürftigkeit gibt es?

- ☐ A: 31
- ☐ B: 6
- ☐ C: 3
- ☐ D: 10

Frage 9:

Wie lange müssen Unterlagen der Röntgentherapie aufbewahrt werden?

- ☐ A: 10 Jahre
- ☐ B: 3 Jahre
- ☐ C: 30 Jahre
- ☐ D: 50 Jahre

Frage 10:

Welche dieser Begriffe zählen zu den fünf Säulen des Sozialversicherungssystems?

- ☐ A: Krankenversicherung
- ☐ B: Pflegeversicherung
- ☐ C: Unfallversicherung
- ☐ D: Rentenversicherung

Frage 11:

Was ist keine typische Frage die in einem Fragebogen des MD vorkommen könnte?

- ☐ A: Haben Sie in den letzten 4 Jahren eine Rehabilitation (Kur) durchgeführt?
- ☐ B: Welche Schwierigkeiten und Probleme ergeben sich aufgrund gesundheitlicher Einschränkungen in Ihrem täglichen Leben?
- ☐ C: Benötigen Sie bei Körperpflege und Nahrungsaufnahme die Hilfe einer anderen Person?
- ☐ D: Haben Sie in den letzten 6 Monaten längere Zeit im Ausland verbracht?

Frage 12:

Worauf basiert ein Hygieneplan?

- ☐ A: Auf Vorschriften der Berufsgenossenschaft
- ☐ B: Auf Empfehlungen der Hygieneindustrie
- ☐ C: Auf Vorschriften des Gesundheitsamtes
- ☐ D: Auf Empfehlungen des Landesärztekammer

Frage 13:

Wann wurde mit dem Pflegestärkungsgesetz II der neue Pflegebedürftigkeitsbegriff in die Pflegeversicherung eingeführt?

- ☐ A: 2005
- ☐ B: 2015
- ☐ C: 2023
- ☐ D: 2011

Frage 14:

Was gehört nicht zu den Aufgabenbereichen des MD?

- ☐ A: Arbeitsunfähigkeit
- ☐ B: Behandlungsmaßnahmen und täglicher Check-Up des Patienten
- ☐ C: Vorsorgeleistungen und Reha-Leistungen
- ☐ D: Prüfung von Abrechnungen von Krankenhäusern

Frage 15:

Wie viele Pflegegrade gibt es?

Deine Lösung:

✎ ________________________________

Frage 16:

In wessen Auftrag arbeitet der MD?

- ☐ A: Im Auftrag der gesetzlichen Krankenkassen
- ☐ B: Im Auftrag der privaten Krankenkassen
- ☐ C: Im Auftrag der privaten und gesetzlichen Krankenkassen
- ☐ D: Im Auftrag der Krankenhäuser

Frage 17:

Wodurch wird der MD hauptsächlich finanziert?

- ☐ A: durch Krankenhäuser
- ☐ B: durch Einzelaufträge der Kranken- und Pflegekassen
- ☐ C: durch Umlagen der Kranken- und Pflegekassen
- ☐ D: durch Privatpersonen

Frage 18:

Welche Aussage über pflegefachliche Gutachter ist falsch?

- ☐ A: Sie sind verpflichtet, ein abgeschlossenes Medizinstudium vorzuweisen.
- ☐ B: Sie haben meist eine abgeschlossene Ausbilung im Bereich der Gesundheits-/ Alters- oder Krankenpflege
- ☐ C: Sie müssen fachspezifische Fortbildungen besuchen.
- ☐ D: Sie besuchen die Pflegebedürftigen zuhause und stellen den Pflegegrad fest.

Frage 19:

Wonach richten sich die Beiträge der gesetzlichen Krankenversicherung?

- ☐ A: Bruttogehalt
- ☐ B: Anzahl der Kinder
- ☐ C: Beruf
- ☐ D: Nettogehalt

Frage 20:

Es gibt typische Fragen für einen Notruf. Wie lautet die richtige Reihenfolge dieser Fragen?

- ☐ A: Wo? Wer? Was? Wie viele Betroffene? Rückfragen!
- ☐ B: Was? Wo? Wer? Wie viele Betroffene? Rückfragen!
- ☐ C: Was? Wer? Wo? Wie viele Betroffene? Rückfragen!
- ☐ D: Wie viele Betroffene? Wo? Was? Wer? Rückfragen!

Lösungen

Aufgabe 1:

Korrekt ist hier "C".

Aufgabe 2:

Korrekt ist hier "A".

Aufgabe 3:

Korrekt ist hier "D".

Aufgabe 4:

Korrekt ist hier "A".

Aufgabe 5:

Korrekt ist hier "D".

Aufgabe 6:

Korrekt ist hier "C".

Aufgabe 7:

Korrekt ist hier "C".

Aufgabe 8:

💡 Lösungshilfe:
Zu den Schwerpunkten gehört z.B. Selbstversorgung, Mobilität oder auch die Kommunikationsfähigkeit.

Korrekt ist hier "B". Die Begutachtungsschwerpunkte sind:
1) Mobilität
2) Verstehen und Reden
3) Verhaltensweisen und psychische Problemlagen
4) Selbstversorgung
5) Umgang mit krankheits- und therapiebedingten Anforderungen
6) Gestaltung des Alltags und sozialer Kontakte

Aufgabe 9:

Korrekt ist hier "C".

Aufgabe 10:

Korrekt ist hier "A und B und C und D". Die fünf Säulen sind Krankenversicherung, Pflegeversicherung, Unfallversicherung, Rentenversicherung und Arbeitslosenversicherung.

Aufgabe 11:

Korrekt ist hier "D".

Aufgabe 12:

Korrekt ist hier "A".

Aufgabe 13:

Korrekt ist hier "B".

Aufgabe 14:

Korrekt ist hier "B".

Aufgabe 15:

Korrekt ist hier "5".

Aufgabe 16:

Korrekt ist hier "A".

Aufgabe 17:

Korrekt ist hier "C".

Aufgabe 18:

Korrekt ist hier "A".

Aufgabe 19:

Korrekt ist hier "A".

Aufgabe 20:

Korrekt ist hier "A".

Selbsteinschätzung
Fachwissen MD - Test

Auf dieser Seite kannst du deinen Lernfortschritt dokumentieren. Das hilft dir dabei, deinen Lernfortschritt zu reflektieren und ein Gefühl dafür zu bekommen, wie sicher du in diesem Themenbereich bereits bist.

Die Aufgaben dieses Tests fielen mir leicht.

○ Stimme gar nicht zu | ○ Stimme eher nicht zu | ○ Ich bin neutral | ○ Stimme eher zu | ○ Stimme voll zu

Die Aufgaben, bei denen ich mir sicher war, waren dann auch richtig.

○ Stimme gar nicht zu | ○ Stimme eher nicht zu | ○ Ich bin neutral | ○ Stimme eher zu | ○ Stimme voll zu

Ich habe die Aufgabenstellung immer gut verstanden.

○ Stimme gar nicht zu | ○ Stimme eher nicht zu | ○ Ich bin neutral | ○ Stimme eher zu | ○ Stimme voll zu

Ich war beim Lösen der Aufgaben schnell.

○ Stimme gar nicht zu | ○ Stimme eher nicht zu | ○ Ich bin neutral | ○ Stimme eher zu | ○ Stimme voll zu

Ich habe eine gute Strategie entwickelt, wie ich an die Aufgabe herangehen kann.

○ Stimme gar nicht zu | ○ Stimme eher nicht zu | ○ Ich bin neutral | ○ Stimme eher zu | ○ Stimme voll zu

Übung: Expertenstandards

Darum geht es in dieser Übung: In diesem Themenbereich findest du Aufgaben, bei denen du dein Wissen über Expertenstandards erweitern und unter Beweis stellen kannst.

Tipp: Wie immer kannst du diese Seite hier nutzen, um dir einige Notizen zu machen. Du kannst zum Beispiel festhalten, welche Erwartungen du an den Test hast, was dir beim Üben aufgefallen ist oder was dir besonders schwer oder leicht gefallen ist.

🚀 Deine Notizen:

Aufgaben

Frage 1:

Was umfasst Dekubitusprophylaxe?

- ☐ A: Maßnahmen zur Verhinderung von Druckgeschwüren bei immobilisierten oder bettlägerigen Personen
- ☐ B: Maßnahmen, die sich auf die Versorgung nach Entlassung oder Verlegung beziehen
- ☐ C: Bewertung, Behandlung und Überwachung von Schmerzen bei Patienten, um eine angemessene Schmerzlinderung und eine verbesserte Lebensqualität zu erreichen
- ☐ D: Maßnahmen zur Risikobewertung, Vorbeugung und Überwachung von Stürzen bei Patienten, um das Sturzrisiko zu verringern und Verletzungen zu vermeiden

Frage 2:

Welche Maßnahmen werden bei der Förderung der Harnkontinenz in den Fokus genommen?

- ☐ A: Maßnahmen zur Bewertung, Prävention und Behandlung von Harninkontinenz bei Patienten, um die Kontrolle über die Blasenfunktion zu verbessern und die Lebensqualität zu erhöhen
- ☐ B: Bewertung, Behandlung und Überwachung von Schmerzen bei Patienten, um eine angemessene Schmerzlinderung und eine verbesserte Lebensqualität zu erreichen
- ☐ C: einfühlsamen Umgang, die individuelle Unterstützung und die Förderung der Lebensqualität
- ☐ D: Beurteilung, Planung und Überwachung der Ernährungssituation von Patienten, um eine angemessene Nährstoffversorgung und eine optimale Gesundheit zu gewährleisten

Frage 3:

Womit beschäftigt sich Schmerzmanagement?

- ☐ A: Bewertung, Behandlung und Überwachung von Schmerzen bei Patienten, um eine angemessene Schmerzlinderung und eine verbesserte Lebensqualität zu erreichen
- ☐ B: Maßnahmen zur Risikobewertung, Vorbeugung und Überwachung von Stürzen bei Patienten, um das Sturzrisiko zu verringern und Verletzungen zu vermeiden
- ☐ C: einfühlsamen Umgang, die individuelle Unterstützung und die Förderung der Lebensqualität
- ☐ D: Maßnahmen zur Bewertung, Prävention und Behandlung von Harninkontinenz bei Patienten, um die Kontrolle über die Blasenfunktion zu verbessern und die Lebensqualität zu erhöhen

Frage 4:

Für welche Bereiche der Pflege sind Expertenstandards gültig?

- ☐ A: ambulante Pflege
- ☐ B: stationäre Pflege
- ☐ C: häusliche Pflege
- ☐ D: mobile Pflege

Frage 5:

Wer entwickelt die Expertenstandards?

- ☐ A: Netzwerk für Qualitätsentwicklung in der Pflege (DNQP)
- ☐ B: Nationaler Pflegeverband (NPV)
- ☐ C: Bundespflegegemeinschaft (BPG)
- ☐ D: Gesellschaft der Pfleger (GdP)

Frage 6:

Auf welcher Grundlage werden Expertenstandards entwickelt?

- ☐ A: pflegewissenschaftliche Erkenntnisse
- ☐ B: praktische Erfahrungen aus der Pflege
- ☐ C: gesundheitspolitische Entscheidungen
- ☐ D: Grundgesetzänderungen

Frage 7:

Welche Bedingungen müssen Expertenstandards erfüllen, um eingeführt zu werden?

- ☐ A: Praxistauglichkeit
- ☐ B: zumutbare Kosten bei der Umsetzung
- ☐ C: Wirksamkeit
- ☐ D: Kurzfristigkeit

Frage 8:

Für welche dieser Bereiche gibt es Expertenstandards?

- ☐ A: Depressionsprohpylaxe
- ☐ B: Förderung der Harnkontinenz
- ☐ C: Versorgung chronischer Wunden
- ☐ D: Ernährungsmanagement

Frage 9:

Welche Maßnahmen umfasst Entlassungsmanagement?

- ☐ A: Maßnahmen, die sich auf die Versorgung nach Entlassung oder Verlegung beziehen
- ☐ B: Bewertung, Behandlung und Überwachung von Schmerzen bei Patienten, um eine angemessene Schmerzlinderung und eine verbesserte Lebensqualität zu erreichen
- ☐ C: einfühlsamen Umgang, die individuelle Unterstützung und die Förderung der Lebensqualität
- ☐ D: Maßnahmen zur Bewertung, Prävention und Behandlung von Harninkontinenz bei Patienten, um die Kontrolle über die Blasenfunktion zu verbessern und die Lebensqualität zu erhöhen

Frage 10:

Die Idee der Expertenstandards basiert auf dem Sozialgesetzbuch (SGB). Wo genau sind sie geregelt?

- ☐ A: 113a SGB XI
- ☐ B: 13a SGB XI
- ☐ C: 13a SGB I
- ☐ D: 113a SGB X

Frage 11:

Wozu gibt es Expertenstandards?

- ☐ A: Sicherung der Qualität der Pflege
- ☐ B: Verbesserung der Qualität der Pflege
- ☐ C: Entlastung von Pflegekräften
- ☐ D: Erweiterung von Dokumentationspflichten

Frage 12:

Wie viele Expertenstandards gibt es aktuell? (Stand 2024)

- ☐ A: 5
- ☐ B: 12
- ☐ C: 7
- ☐ D: 13

Frage 13:

Für welche der Bereiche gibt es Expertenstandards?

- ☐ A: Beziehungsgestaltung in der Pflege bei Menschen mit Demenz
- ☐ B: Mundgesundheit
- ☐ C: Podologie
- ☐ D: Sturzprophylaxe

Frage 14:

Was umfasst Beziehungsmanagement?

- ☐ A: einfühlsamen Umgang, die individuelle Unterstützung und die Förderung der Lebensqualität
- ☐ B: Bewertung, Behandlung und Überwachung von Schmerzen bei Patienten, um eine angemessene Schmerzlinderung und eine verbesserte Lebensqualität zu erreichen
- ☐ C: Beurteilung, Planung und Überwachung der Ernährungssituation von Patienten, um eine angemessene Nährstoffversorgung und eine optimale Gesundheit zu gewährleisten
- ☐ D: Maßnahmen zur Bewertung, Prävention und Behandlung von Harninkontinenz bei Patienten, um die Kontrolle über die Blasenfunktion zu verbessern und die Lebensqualität zu erhöhen

Frage 15:

Für welchen dieser Bereiche gibt es Expertenstandards?

- ☐ A: Dekubitusprophylaxe
- ☐ B: Entlassungsmanagement
- ☐ C: Schmerzmanagement
- ☐ D: Sturzprophylaxe

Frage 16:

Was umfasst Ernährungsmanagement?

- ☐ A: Beurteilung, Planung und Überwachung der Ernährungssituation von Patienten, um eine angemessene Nährstoffversorgung und eine optimale Gesundheit zu gewährleisten
- ☐ B: Bewertung, Behandlung und Überwachung von Schmerzen bei Patienten, um eine angemessene Schmerzlinderung und eine verbesserte Lebensqualität zu erreichen
- ☐ C: einfühlsamen Umgang, die individuelle Unterstützung und die Förderung der Lebensqualität
- ☐ D: Maßnahmen zur Bewertung, Prävention und Behandlung von Harninkontinenz bei Patienten, um die Kontrolle über die Blasenfunktion zu verbessern und die Lebensqualität zu erhöhen

Frage 17:

Womit beschäftigt sich Sturzprophylaxe?

- ☐ A: Maßnahmen zur Risikobewertung, Vorbeugung und Überwachung von Stürzen bei Patienten, um das Sturzrisiko zu verringern und Verletzungen zu vermeiden
- ☐ B: Bewertung, Behandlung und Überwachung von Schmerzen bei Patienten, um eine angemessene Schmerzlinderung und eine verbesserte Lebensqualität zu erreichen
- ☐ C: einfühlsamen Umgang, die individuelle Unterstützung und die Förderung der Lebensqualität
- ☐ D: Maßnahmen zur Bewertung, Prävention und Behandlung von Harninkontinenz bei Patienten, um die Kontrolle über die Blasenfunktion zu verbessern und die Lebensqualität zu erhöhen

Frage 18:

Auf welchem Gesetzestext basiert die Idee der Expertenstandards?

- ☐ A: BGB
- ☐ B: SGB
- ☐ C: StVO

Lösungen

Aufgabe 1:

Korrekt ist hier "A".

Aufgabe 2:

Korrekt ist hier "A".

Aufgabe 3:

Korrekt ist hier "A".

Aufgabe 4:

Korrekt ist hier "A und B und C und D".

Aufgabe 5:

Korrekt ist hier "A".

Aufgabe 6:

Korrekt ist hier "A und B".

Aufgabe 7:

Korrekt ist hier "A und B und C".

Aufgabe 8:

Korrekt ist hier "B und C und D".

Aufgabe 9:

Korrekt ist hier "A".

Aufgabe 10:

Korrekt ist hier "A".

Aufgabe 11:

Korrekt ist hier "A und B".

Aufgabe 12:

Korrekt ist hier "D".

Aufgabe 13:

Korrekt ist hier "A und B und D".

Aufgabe 14:

Korrekt ist hier "A".

Aufgabe 15:

Korrekt ist hier "A und B und C und D".

Aufgabe 16:

Korrekt ist hier "A".

Aufgabe 17:

Korrekt ist hier "A".

Aufgabe 18:

Korrekt ist hier "B".

Selbsteinschätzung

Expertenstandards - Test

Auf dieser Seite kannst du deinen Lernfortschritt dokumentieren. Das hilft dir dabei, deinen Lernfortschritt zu reflektieren und ein Gefühl dafür zu bekommen, wie sicher du in diesem Themenbereich bereits bist.

Die Aufgaben dieses Tests fielen mir leicht.

○ Stimme gar nicht zu ○ Stimme eher nicht zu ○ Ich bin neutral ○ Stimme eher zu ○ Stimme voll zu

Die Aufgaben, bei denen ich mir sicher war, waren dann auch richtig.

○ Stimme gar nicht zu ○ Stimme eher nicht zu ○ Ich bin neutral ○ Stimme eher zu ○ Stimme voll zu

Ich habe die Aufgabenstellung immer gut verstanden.

○ Stimme gar nicht zu ○ Stimme eher nicht zu ○ Ich bin neutral ○ Stimme eher zu ○ Stimme voll zu

Ich war beim Lösen der Aufgaben schnell.

○ Stimme gar nicht zu ○ Stimme eher nicht zu ○ Ich bin neutral ○ Stimme eher zu ○ Stimme voll zu

Ich habe eine gute Strategie entwickelt, wie ich an die Aufgabe herangehen kann.

○ Stimme gar nicht zu ○ Stimme eher nicht zu ○ Ich bin neutral ○ Stimme eher zu ○ Stimme voll zu

Schon gewusst? Am besten lernt es sich gemeinsam. Deshalb bieten wir dir die Möglichkeit, dich mit Anderen zu vernetzen. Teile jetzt deine Ergebnisse in unserer Lerngruppe auf Discord und lass uns in den Austausch treten! Schreibe in deine Nachricht einfach das Stichwort "Lernfortschritt" und den Namen des Tests.

Zu unseren Lerngruppen geht es hier:
www.testhelden.com/discord

Übung: Pflegebedürftigkeit im Deutschen Pflegesystem

Darum geht es in dieser Übung: Die Pflegebedürftigkeit einer Person sagt aus, wie viel Unterstützung die Person benötigt. Welche Kriterien dafür genau entsscheidend sind und wie die Pflegebedürftigkeit bestimmt wird, lernst du in diesem Test.

Tipp: Wie immer kannst du diese Seite hier nutzen, um dir einige Notizen zu machen. Du kannst zum Beispiel festhalten, welche Erwartungen du an den Test hast, was dir beim Üben aufgefallen ist oder was dir besonders schwer oder leicht gefallen ist.

Deine Notizen:

Aufgaben

Frage 1:

Wie wichtig ist der Bereich "Tagesplanung und Umgang mit anderen Menschen" für das Begutachtungsergebnis?

- ☐ A: 10%
- ☐ B: 15%
- ☐ C: 20%
- ☐ D: 40%

Frage 2:

Welche Bereiche werden bei der Begutachtung der Pflegebedürftigkeit beobachtet?

- ☐ A: Bewegung
- ☐ B: Umgang mit der Krankheit
- ☐ C: Umgang mit Medikamenten
- ☐ D: Tagesplanung

Frage 3:

An welche Gesetze ist der MD gebunden, wenn er die Pflegebedürftigkeit einschätzt?

- ☐ A: Sozialgesetzbuch 1
- ☐ B: Sozialgesetzbuch 11
- ☐ C: Medizinprodukterecht-Durchführungsgesetz (MPDG)
- ☐ D: Gesetz zur Verbesserung der gesundheitsbezogenen Verbraucherinformation (VIG)

Frage 4:

Ein Begutachtungsbereich ist der Bereich "Umgang mit der Krankheit und Medikamenten". Welche Fragen werden gestellt?

- ☐ A: Wie gut geht die Person mit der Krankheit um?
- ☐ B: Kann die Person allein zum Arzt?
- ☐ C: Kann die Person selbstständig Medikamente einnehmen?
- ☐ D: Wie oft muss die Person bei der Medikamenteneinnahme unterstützt werden?

Frage 5:

Ein Begutachtungsbereich ist der Bereich "Selbstversorgung". Welche Fragen werden gestellt?

- ☐ A: Wie gut kann der Mensch alleine für sich sorgen?
- ☐ B: Kann der Mensch sich alleine waschen?
- ☐ C: Kann der Mensch alleine essen?
- ☐ D: Kann der Mensch sich selbstständig ausziehen?

Frage 6:

Ein Mensch braucht Hilfe beim Waschen, ist aber ansonsten noch gut auf den Beinen. Welcher Pflegegrad ist empfehlenswert?

- ☐ A: Pflegegrad 1
- ☐ B: Pflegegrad 2
- ☐ C: Pflegegrad 3
- ☐ D: Pflegegrad 4

Frage 7:

Wo findet die Prüfung der Pflegebedürftigkeit normalerweise statt?

- ☐ A: per Hausbesuch durch Mitarbeiter des MD
- ☐ B: vor Ort in den Räumen des MD
- ☐ C: beim Hausarzt
- ☐ D: im Krankenhaus

Frage 8:

Wo findet die Prüfung der Pflegebedürftigkeit statt, sofern kein Hausbesuch gemacht wird?

- ☐ A: vor Ort in den Räumen des MD
- ☐ B: beim Hausarzt
- ☐ C: per Telefoninterview

Frage 9:

In welchem Dokument wird beschrieben, welche Leistungen eine Person erhält?

- ☐ A: im Pflegebescheid
- ☐ B: im Pflegegutachten
- ☐ C: im Pflegebericht
- ☐ D: im Pflegestufendokument

Frage 10:

Wie viele Pflegegrade gibt es? Bitte gib die Zahl ein.

Deine Lösung:

✎ ______________________________

Frage 11:

Welche Informationen sind in einem Pflegegutachten enthalten?

- ☐ A: was die Person kann
- ☐ B: was die Person nicht kann
- ☐ C: welchen Pflegegrad die Person hat
- ☐ D: welches Unternehmen die Pflege übernimmt

Frage 12:

Ein Begutachtungsbereich ist der Bereich "Verhalten". Wie wichtig ist dieser Bereich für das Begutachtungsergebnis?

- ☐ A: 10%
- ☐ B: 15%
- ☐ C: 20%
- ☐ D: 40%

Frage 13:

Ein Begutachtungsbereich ist der Bereich "Denken und Sprache". Wie wichtig ist dieser Bereich für das Begutachtungsergebnis?

- ☐ A: 10%
- ☐ B: 15%
- ☐ C: 20%
- ☐ D: 40%

Frage 14:

Welche Bereiche werden bei der Begutachtung der Pflegebedürftigkeit beobachtet?

- ☐ A: Einkommen
- ☐ B: Umgang mit der Krankheit
- ☐ C: Umgang mit Medikamenten
- ☐ D: Tagesplanung

Frage 15:

Wie wichtig ist der Bereich "Umgang mit der Krankheit und Medikamenten" für das Begutachtungsergebnis?

- ☐ A: 10%
- ☐ B: 15%
- ☐ C: 20%
- ☐ D: 40%

Frage 16:

Ein Mensch braucht Hilfe beim Anziehen, ist aber darüber hinaus noch recht mobil und selbstständig. Welcher Pflegegrad ist empfehlenswert?

- ☐ A: Pflegegrad 1
- ☐ B: Pflegegrad 2
- ☐ C: Pflegegrad 3
- ☐ D: Pflegegrad 4

Frage 17:

Ein Mensch braucht Hilfe beim Anziehen, der Zahnpflege und beim Ankleiden. Welcher Pflegegrad ist anzusetzen?

- ☐ A: Pflegegrad 1
- ☐ B: Pflegegrad 2
- ☐ C: Pflegegrad 3
- ☐ D: Pflegegrad 4

Frage 18:

Ein Begutachtungsbereich ist der Bereich "Verhalten". Welche Fragen werden gestellt?

- ☐ A: Ist der Mensch oft traurig?
- ☐ B: Ist der Mensch oft wütend?
- ☐ C: Ist der Mensch oft ängstlich?
- ☐ D: Ist der Mensch oft zu spät bei Terminen?

Frage 19:

Eine Person ist mit ihrem Bescheid zur Pflegebedürftigkeit nicht einverstanden. Welche Möglichkeiten hat sie?

- ☐ A: innerhalb von 14 Tagen Widerspruch einlegen
- ☐ B: innerhalb von 4 Wochen Widerspruch einlegen
- ☐ C: Keine - die Begutachtung wird sorgfältig durchgeführt und ist rechtskräftig.

Frage 20:

Was wird bei einer Pflegebegutachtung festgelegt?

- ☐ A: Pflegegrad
- ☐ B: Pflegeplanung
- ☐ C: Pflegestufe

Lösungen

Aufgabe 1:

Korrekt ist hier "B". Die Bereiche sind folgendermaßen verteilt: Bewegung (10%), Denken und Sprechen / Verhalten (15%), Selbstversorgung (40%), Umgang mit Krankheit und Medikamenten (20%), den Tag planen / Zusammensein mit Menschen (15%).

Aufgabe 2:

Korrekt ist hier "A und B und C und D".

Aufgabe 3:

Korrekt ist hier "A und B".

Aufgabe 4:

Korrekt ist hier "A und B und C und D".

Aufgabe 5:

Korrekt ist hier "A und B und C und D".

Aufgabe 6:

Korrekt ist hier "B".

Aufgabe 7:

Korrekt ist hier "A".

Aufgabe 8:

Korrekt ist hier "C".

Aufgabe 9:

Korrekt ist hier "A".

Aufgabe 10:

Korrekt ist hier "5".

Aufgabe 11:

Korrekt ist hier "A und B und C".

Aufgabe 12:

Korrekt ist hier "A". Die Bereiche sind folgendermaßen verteilt: Bewegung (10%), Denken und Sprechen / Verhalten (15%), Selbstversorgung (40%), Umgang mit Krankheit und Medikamenten (20%), den Tag planen / Zusammensein mit Menschen (15%).

Aufgabe 13:

Korrekt ist hier "B". Die Bereiche sind folgendermaßen verteilt: Bewegung (10%), Denken und Sprechen / Verhalten (15%), Selbstversorgung (40%), Umgang mit Krankheit und Medikamenten (20%), den Tag planen / Zusammensein mit Menschen (15%).

Aufgabe 14:

Korrekt ist hier "B und C und D".

Aufgabe 15:

Korrekt ist hier "C". Die Bereiche sind folgendermaßen verteilt: Bewegung (10%), Denken und Sprechen / Verhalten (15%), Selbstversorgung (40%), Umgang mit Krankheit und Medikamenten (20%), den Tag planen / Zusammensein mit Menschen (15%).

Aufgabe 16:

Korrekt ist hier "B".

Aufgabe 17:

Korrekt ist hier "C".

Aufgabe 18:

Lösungshilfe:
Achtung: Denken und Sprache sowie Verhalten werden als gemeinsame Bereiche betrachtet.

Korrekt ist hier "A und B und C".

Aufgabe 19:

Korrekt ist hier "B".

Aufgabe 20:

Korrekt ist hier "A".

Selbsteinschätzung

Pflegebedürftigkeit im Deutschen Pflegesystem - Test

Auf dieser Seite kannst du deinen Lernfortschritt dokumentieren. Das hilft dir dabei, deinen Lernfortschritt zu reflektieren und ein Gefühl dafür zu bekommen, wie sicher du in diesem Themenbereich bereits bist.

Die Aufgaben dieses Tests fielen mir leicht.

○ Stimme gar nicht zu ○ Stimme eher nicht zu ○ Ich bin neutral ○ Stimme eher zu ○ Stimme voll zu

Die Aufgaben, bei denen ich mir sicher war, waren dann auch richtig.

○ Stimme gar nicht zu ○ Stimme eher nicht zu ○ Ich bin neutral ○ Stimme eher zu ○ Stimme voll zu

Ich habe die Aufgabenstellung immer gut verstanden.

○ Stimme gar nicht zu ○ Stimme eher nicht zu ○ Ich bin neutral ○ Stimme eher zu ○ Stimme voll zu

Ich war beim Lösen der Aufgaben schnell.

○ Stimme gar nicht zu ○ Stimme eher nicht zu ○ Ich bin neutral ○ Stimme eher zu ○ Stimme voll zu

Ich habe eine gute Strategie entwickelt, wie ich an die Aufgabe herangehen kann.

○ Stimme gar nicht zu ○ Stimme eher nicht zu ○ Ich bin neutral ○ Stimme eher zu ○ Stimme voll zu

TestHelden Discord-Community

Schon gewusst? Am besten lernt es sich gemeinsam. Deshalb bieten wir dir die Möglichkeit, dich mit Anderen zu vernetzen. Teile jetzt deine Ergebnisse in unserer Lerngruppe auf Discord und lass uns in den Austausch treten! Schreibe in deine Nachricht einfach das Stichwort "Lernfortschritt" und den Namen des Tests.

Zu unseren Lerngruppen geht es hier:
www.testhelden.com/discord

Übung: Pflegeplanung, Pflegediagnostik & Pflegeprozesse

Darum geht es in dieser Übung: In diesem Bereich findest du Aufgaben zur Pflegeplanung, Pflegediagnostik und zu Pflegeprozessen. Dein Lernziel ist es, die Grundlagen dieser Schlüsselaspekte in der Pflege zu verstehen.

> Tipp: Wie immer kannst du diese Seite hier nutzen, um dir einige Notizen zu machen. Du kannst zum Beispiel festhalten, welche Erwartungen du an den Test hast, was dir beim Üben aufgefallen ist oder was dir besonders schwer oder leicht gefallen ist.

🚀 Deine Notizen:

Aufgaben

Frage 1:

Welche Station des Pflegeprozesses beinhaltet die Umsetzung der geplanten Pflegemaßnahmen?

- ☐ A: Organisationsphase
- ☐ B: Evaluationsphase
- ☐ C: Durchführungsphase
- ☐ D: Diagnosephase

Frage 2:

Welche Phase des Pflegeprozesses ist die dritte? (Sechsphasen Modell)

- ☐ A: Planung der Maßnahmen
- ☐ B: Festlegen der Pflegeziele
- ☐ C: Informationssammlung
- ☐ D: Beurteilung der Angemessenheit

Frage 3:

Welche Rolle spielt die Pflege bei der Gesundheitsförderung?

- ☐ A: Sie spielt keine Rolle
- ☐ B: Sie unterstützt die Patienten bei gesundheitsfördernden Maßnahmen
- ☐ C: Sie behandelt nur Krankheiten
- ☐ D: Sie ist ausschließlich für die Verwaltung verantwortlich

Frage 4:

Welche Maßnahme gehört zur Wundversorgung in der Pflege?

- ☐ A: Körperpflege
- ☐ B: Medikamentengabe
- ☐ C: Blutdruckmessung
- ☐ D: Reinigung und Versorgung von Verletzungen

Frage 5:

Was versteht man unter Mobilisation in der Pflege?

- ☐ A: Die Gabe von Medikamenten
- ☐ B: Die Bewegungsförderung des Patienten
- ☐ C: Die Wundversorgung des Patienten
- ☐ D: Die Blutdruckmessung des Patienten

Frage 6:

Welche Patienten erfordern spezielle Pflegeinterventionen?

- ☐ A: Gesunde Erwachsene
- ☐ B: Personen mit akuten Erkrankungen
- ☐ C: Personen mit chronischen Erkrankungen
- ☐ D: Kinder und Jugendliche

Frage 7:

Was gehört zur Blutdruckmessung in der Pflege?

- ☐ A: Körperpflege
- ☐ B: Injektionen
- ☐ C: Medikamentengabe
- ☐ D: Messen des Blutdrucks

Frage 8:

Was ist bei Notfallsituationen in der Pflege oberstes Ziel?

- ☐ A: Die Rehabilitation der Patienten nach Notfällen.
- ☐ B: Die Sicherung des Pflegepersonals in Notfällen.
- ☐ C: Die schnelle und effektive Hilfe in lebensbedrohlichen Situationen.

Frage 9:

Was kann man als die Evaluationsphase im Pflegeprozess bezeichnen?

- ☐ A: Die Identifikation von Pflegeproblemen
- ☐ B: Die Überprüfung und Bewertung der Pflegeziele
- ☐ C: Die Organisation des Pflegepersonals
- ☐ D: Die Erstellung eines Pflegeplans

Frage 10:

Was ist das Ziel der Pflegeplanung?

- ☐ A: minimale Arbeitsbelastung
- ☐ B: Einrichtung von Regelungen zur Pflege
- ☐ C: Einarbeitung neuer Pflegekräfte
- ☐ D: Verwaltung von Medikamenten

Frage 11:

Welche Pflegebasismaßnahme dient dazu, die Beweglichkeit des Patienten zu erhalten?

- ☐ A: Medikamentengabe
- ☐ B: Mobilisation
- ☐ C: Wundversorgung
- ☐ D: Blutdruckmessung

Frage 12:

Was ist das Hauptziel der Prävention?

- ☐ A: Die Beseitigung von Krankheiten
- ☐ B: Erkrankungen vermeiden, verzögern oder weniger wahrscheinlich zu machen
- ☐ C: Die Schaffung von teuren Gesundheitsprogrammen, die nur für wohlhabende Menschen zugänglich sind
- ☐ D: Krankheiten und Gesundheitsprobleme vollständig auszurotten

Frage 13:

Wie oft wird ein Pflegeplan aktualisiert?

- ☐ A: Täglich
- ☐ B: Wöchentlich
- ☐ C: Bei Änderungen
- ☐ D: Nie

Frage 14:

Was kann man als die Planungsphase im Pflegeprozess bezeichnen?

- ☐ A: Sie dient der Organisation des Pflegepersonals
- ☐ B: Sie dient der Planung der Pflegeziele und -maßnahmen
- ☐ C: Sie hat keine Bedeutung in der Pflege
- ☐ D: Sie ist optional und wird selten verwendet

Frage 15:

Welche Maßnahmen gehören zu den Notfallsituationen in der Pflege?

- ☐ A: Körperpflege und Mobilisation
- ☐ B: Herz-Lungen-Wiederbelebung
- ☐ C: Blutdruckmessung
- ☐ D: Wundversorgung

Frage 16:

Welche Aussagen zur Pflegediagnostik in der Pflege sind korrekt?

- ☐ A: Sie ermöglicht die Identifizierung von Pflegebedarfen.
- ☐ B: Sie hat nur Bedeutung in der vollstationären Pflege.
- ☐ C: Sie ist nur für Ärzte relevant.
- ☐ D: Sie ersetzt die Durchführungsphase des Pflegeprozesses.

Frage 17:

Was kann man als die Durchführungsphase im Pflegeprozess bezeichnen?

- ☐ A: Die Dokumentation der Pflegeleistungen
- ☐ B: Die Planung der Pflegeziele
- ☐ C: Die unmittelbare Umsetzung der geplanten Maßnahmen
- ☐ D: Die Beendigung des Pflegeprozesses

Frage 18:

Welche Maßnahmen gehören zur Prävention?

- ☐ A: Impfungen und Medikation
- ☐ B: Sport und Ernährung
- ☐ C: Rauchen und Alkoholkonsum
- ☐ D: Monatliche Arztbesuche

Frage 19:

Welche Phase des Pflegeprozesses ist die letzte? (Sechsphasen Modell)

- ☐ A: Festlegen der Pflegeziele
- ☐ B: Planung der Maßnahmen
- ☐ C: Beurteilung der Angemessenheit
- ☐ D: Durchführung der Pflege

Frage 20:

Welche Rolle spielt die Pflegediagnostik?

- ☐ A: Sie bestimmt den Pflegebedarf.
- ☐ B: Sie ist die abschließende Phase des Pflegeprozesses.
- ☐ C: Sie ist optional und wird selten verwendet.

Lösungen

Aufgabe 1:

Korrekt ist hier "C".

Aufgabe 2:

Korrekt ist hier "B".

Aufgabe 3:

Korrekt ist hier "B".

Aufgabe 4:

Korrekt ist hier "D".

Aufgabe 5:

Korrekt ist hier "B".

Aufgabe 6:

Korrekt ist hier "C".

Aufgabe 7:

Korrekt ist hier "D".

Aufgabe 8:

Korrekt ist hier "C".

Aufgabe 9:

Korrekt ist hier "B".

Aufgabe 10:

Korrekt ist hier "B".

Aufgabe 11:

Korrekt ist hier "B".

Aufgabe 12:

Korrekt ist hier "B".

Aufgabe 13:

Korrekt ist hier "A".

Aufgabe 14:

Korrekt ist hier "B".

Aufgabe 15:

Korrekt ist hier "B".

Aufgabe 16:

Korrekt ist hier "A".

Aufgabe 17:

Korrekt ist hier "C".

Aufgabe 18:

Korrekt ist hier "B".

Aufgabe 19:

Korrekt ist hier "C".

Aufgabe 20:

Korrekt ist hier "A".

Selbsteinschätzung

Pflegeplanung, Pflegediagnostik & Pflegeprozesse - Test

Auf dieser Seite kannst du deinen Lernfortschritt dokumentieren. Das hilft dir dabei, deinen Lernfortschritt zu reflektieren und ein Gefühl dafür zu bekommen, wie sicher du in diesem Themenbereich bereits bist.

Die Aufgaben dieses Tests fielen mir leicht.

○	○	○	○	○
Stimme gar nicht zu	**Stimme eher nicht zu**	**Ich bin neutral**	**Stimme eher zu**	**Stimme voll zu**

Die Aufgaben, bei denen ich mir sicher war, waren dann auch richtig.

○	○	○	○	○
Stimme gar nicht zu	**Stimme eher nicht zu**	**Ich bin neutral**	**Stimme eher zu**	**Stimme voll zu**

Ich habe die Aufgabenstellung immer gut verstanden.

○	○	○	○	○
Stimme gar nicht zu	**Stimme eher nicht zu**	**Ich bin neutral**	**Stimme eher zu**	**Stimme voll zu**

Ich war beim Lösen der Aufgaben schnell.

○	○	○	○	○
Stimme gar nicht zu	**Stimme eher nicht zu**	**Ich bin neutral**	**Stimme eher zu**	**Stimme voll zu**

Ich habe eine gute Strategie entwickelt, wie ich an die Aufgabe herangehen kann.

○	○	○	○	○
Stimme gar nicht zu	**Stimme eher nicht zu**	**Ich bin neutral**	**Stimme eher zu**	**Stimme voll zu**

TestHelden
Discord-Community

Schon gewusst? Am besten lernt es sich gemeinsam. Deshalb bieten wir dir die Möglichkeit, dich mit Anderen zu vernetzen. Teile jetzt deine Ergebnisse in unserer Lerngruppe auf Discord und lass uns in den Austausch treten! Schreibe in deine Nachricht einfach das Stichwort "Lernfortschritt" und den Namen des Tests.

Zu unseren Lerngruppen geht es hier:
www.testhelden.com/discord

Übung: Direkte (wörtliche) und Indirekte Rede

Darum geht es in dieser Übung: Dieser Test ist Teil der Kategorie 'Deutsch Rechtschreibung und Grammatik'. In diesem Test lernst du die direkte und indirekte Rede kennen. Du lernst, wie man die Redeform bestimmt und wie man Sätze umformulieren kann.

> Tipp: Wie immer kannst du diese Seite hier nutzen, um dir einige Notizen zu machen. Du kannst zum Beispiel festhalten, welche Erwartungen du an den Test hast, was dir beim Üben aufgefallen ist oder was dir besonders schwer oder leicht gefallen ist.

Deine Notizen:

Aufgaben

Frage 1:

In welcher Redeform steht dieser Satz?
"In Anbetracht der globalen ökonomischen Lage müssen wir drastische Maßnahmen zur Stabilisierung ergreifen", erklärte der Wirtschaftsberater.

- ☐ A: Direkte bzw. wörtliche Rede
- ☐ B: Indirekte Rede

Frage 2:

Steht der folgende Satz in der direkten oder indirekten Rede?
"Die makroökonomischen Indikatoren deuten auf eine potenzielle Rezession hin", warnte der Ökonom.

- ☐ A: Direkte bzw. wörtliche Rede
- ☐ B: Indirekte Rede

Frage 3:

Steht der folgende Satz in der direkten oder indirekten Rede?
Mein Freund behauptete, er könne gut kochen.

- ☐ A: Direkte bzw. wörtliche Rede
- ☐ B: Indirekte Rede

Frage 4:

Steht der folgende Satz in der direkten oder indirekten Rede?
"Die philosophische Diskussion über das Konzept der Freiheit erfordert eine gründliche Reflexion über verschiedene Denkrichtungen", sagte der Philosoph.

- ☐ A: Direkte bzw. wörtliche Rede
- ☐ B: Indirekte Rede

Frage 5:

Steht der folgende Satz in der direkten oder indirekten Rede?
"Die ökologische Nachhaltigkeit dieses Bauprojekts erfordert innovative umweltfreundliche Technologien", betonte der Umweltexperte.

- ☐ A: Direkte bzw. wörtliche Rede
- ☐ B: Indirekte Rede

Frage 6:

Formuliere den folgenden Satz in indirekte Rede um:
"Das Projekt wurde erfolgreich abgeschlossen", erklärte der Chef.

Deine Lösung:

✎ ______________________________

Frage 7:

Ordne diese Eigenschaft der direkten oder indirekten Rede zu:
Oft beginnt diese Rede mit Wendungen wie z.B. "Sie sagte".

- ☐ A: Diese Eigenschaft gilt für die direkte Rede.
- ☐ B: Diese Eigenschaft gilt für die indirekte Rede.

Frage 8:

Steht der folgende Satz in der direkten oder indirekten Rede?
Die Kollegin sagte, sie habe die Unterlagen bereits eingereicht.

- ☐ A: Direkte bzw. wörtliche Rede
- ☐ B: Indirekte Rede

Frage 9:

Steht der folgende Satz in der direkten oder indirekten Rede?
Der Techniker behauptete, er habe das Problem behoben.

- ☐ A: Direkte bzw. wörtliche Rede
- ☐ B: Indirekte Rede

Frage 10:

Steht der folgende Satz in der direkten oder indirekten Rede?
"Die neurologische Forschung erfordert präzise Experimente und komplexe Datenauswertung", erklärte der Neurowissenschaftler.

☐ A: Direkte bzw. wörtliche Rede
☐ B: Indirekte Rede

Frage 11:

Formuliere den folgenden Satz in indirekte Rede um:
"Ich habe das Buch bereits gelesen", erklärte sie.

Deine Lösung:

✎ ________________________________

Frage 12:

Formuliere den folgenden Satz in indirekte Rede um:
"Ich kann besser Basketball spielen als du", behauptete mein Bruder.

Deine Lösung:

✎ ________________________________

Frage 13:

Steht der folgende Satz in der direkten oder indirekten Rede?
"Die linguistische Untersuchung dieses Dialekts erfordert Kenntnisse in verschiedenen Sprachwissenschaftsdisziplinen", sagte der Linguist.

☐ A: Direkte bzw. wörtliche Rede
☐ B: Indirekte Rede

Frage 14:

Ordne diese Eigenschaft der direkten oder indirekten Rede zu:
Diese Rede nutzt man, wenn man etwas wortwörtlich wiedergeben möchte.

☐ A: Diese Eigenschaft gilt für die direkte Rede.
☐ B: Diese Eigenschaft gilt für die indirekte Rede.

Frage 15:

Ordne diese Eigenschaft der direkten oder indirekten Rede zu:
Diese Rede nutzt du, wenn du die Aussage einer anderen Person in eigenen Worten wiedergeben möchtest.

- ☐ A: Diese Eigenschaft gilt für die direkte Rede.
- ☐ B: Diese Eigenschaft gilt für die indirekte Rede.

Frage 16:

Steht der folgende Satz in der direkten oder indirekten Rede?
Der Chef erklärte, dass das Projekt erfolgreich abgeschlossen worden sei.

- ☐ A: Direkte bzw. wörtliche Rede
- ☐ B: Indirekte Rede

Frage 17:

Steht der folgende Satz in der direkten oder indirekten Rede?
Sie erklärte, dass sie das Buch bereits gelesen habe.

- ☐ A: Direkte bzw. wörtliche Rede
- ☐ B: Indirekte Rede

Frage 18:

Steht der folgende Satz in der direkten oder indirekten Rede?
Der Architekt erklärte, dass das Gebäude modernes Design aufweise.

- ☐ A: Direkte bzw. wörtliche Rede
- ☐ B: Indirekte Rede

Frage 19:

Formuliere den folgenden Satz in indirekte Rede um:
"Die Prüfung war schwieriger als erwartet", meinte der Lehrer.

Deine Lösung:

✎ ______________________________

Frage 20:

Gegeben ist der folgende Satz in direkter Rede. Gib an, wie dieser Satz in einer indirekten Rede lauten würde.
"Wir planen einen Ausflug in die Berge", erzählte er aufgeregt.

Deine Lösung:

✎ ______________________________

Lösungen

Aufgabe 1:

💡 Lösungshilfe:
Ist dir aufgefallen, dass das Zitat die Worte unverändert wiedergibt?

Korrekt ist hier "A".

Aufgabe 2:

Korrekt ist hier "A".

Aufgabe 3:

💡 Lösungshilfe:
Achte darauf, dass dieser Satz auf eine besondere Art und Weise eingeleitet wird.

Korrekt ist hier "B".

Aufgabe 4:

Korrekt ist hier "A".

Aufgabe 5:

Korrekt ist hier "A".

Aufgabe 6:

💡 Lösungshilfe:
Achte auf die Rechtschreibung und vergiss das Komma nicht!

Korrekt ist hier "Der Chef erklärte, dass das Projekt erfolgreich abgeschlossen worden sei.".

Aufgabe 7:

Korrekt ist hier "B".

Aufgabe 8:

Korrekt ist hier "B".

Aufgabe 9:

Korrekt ist hier "B".

Aufgabe 10:

Korrekt ist hier "A".

Aufgabe 11:

Korrekt ist hier "Sie erklärte, dass sie das Buch bereits gelesen habe.".

Aufgabe 12:

Korrekt ist hier "Mein Bruder behauptete, er könne besser Basketball spielen als ich.".

Aufgabe 13:

Korrekt ist hier "A".

Aufgabe 14:

Korrekt ist hier "A".

Aufgabe 15:

Korrekt ist hier "B".

Aufgabe 16:

Korrekt ist hier "B".

Aufgabe 17:

Korrekt ist hier "B".

Aufgabe 18:

Korrekt ist hier "B".

Aufgabe 19:

Korrekt ist hier "Der Lehrer meinte, dass die Prüfung schwieriger als erwartet gewesen sei.".

Aufgabe 20:

Korrekt ist hier "Er erzählte aufgeregt, dass sie einen Ausflug in die Berge planen.".

Selbsteinschätzung

Direkte (wörtliche) und Indirekte Rede - Test

Auf dieser Seite kannst du deinen Lernfortschritt dokumentieren. Das hilft dir dabei, deinen Lernfortschritt zu reflektieren und ein Gefühl dafür zu bekommen, wie sicher du in diesem Themenbereich bereits bist.

Die Aufgaben dieses Tests fielen mir leicht.

○ Stimme gar nicht zu | ○ Stimme eher nicht zu | ○ Ich bin neutral | ○ Stimme eher zu | ○ Stimme voll zu

Die Aufgaben, bei denen ich mir sicher war, waren dann auch richtig.

○ Stimme gar nicht zu | ○ Stimme eher nicht zu | ○ Ich bin neutral | ○ Stimme eher zu | ○ Stimme voll zu

Ich habe die Aufgabenstellung immer gut verstanden.

○ Stimme gar nicht zu | ○ Stimme eher nicht zu | ○ Ich bin neutral | ○ Stimme eher zu | ○ Stimme voll zu

Ich war beim Lösen der Aufgaben schnell.

○ Stimme gar nicht zu | ○ Stimme eher nicht zu | ○ Ich bin neutral | ○ Stimme eher zu | ○ Stimme voll zu

Ich habe eine gute Strategie entwickelt, wie ich an die Aufgabe herangehen kann.

○ Stimme gar nicht zu | ○ Stimme eher nicht zu | ○ Ich bin neutral | ○ Stimme eher zu | ○ Stimme voll zu

Übung: Fremdwörter zuordnen

Darum geht es in dieser Übung: In diesem Themenbereich findest du Aufgaben zu Fremdwörtern. Dein Lernziel ist es, deinen Wortschatz zu erweitern und deinen Ausdruck zu verbessern.

Tipp: Wie immer kannst du diese Seite hier nutzen, um dir einige Notizen zu machen. Du kannst zum Beispiel festhalten, welche Erwartungen du an den Test hast, was dir beim Üben aufgefallen ist oder was dir besonders schwer oder leicht gefallen ist.

🚀 Deine Notizen:

Aufgaben

Frage 1:

Was bedeutet: Montieren

- ☐ A: Spekulieren an der Börse
- ☐ B: Abbauen von Erzen
- ☐ C: Aufschlagen von Suppen
- ☐ D: mehrstimmig singen

Frage 2:

Was bedeutet: Gimpel

- ☐ A: spezielle Bohrmaschine
- ☐ B: einfältiger Mensch
- ☐ C: Trainingsgerät
- ☐ D: Bergspitze

Frage 3:

Was bedeutet: degradieren

- ☐ A: Eine Variable beschreiben
- ☐ B: die Bedeutung festlegen
- ☐ C: den Rang herabsetzen
- ☐ D: die Temperatur senken

Frage 4:

Was bedeutet: effektiv

- ☐ A: wirksam
- ☐ B: effizient
- ☐ C: zeitsparend
- ☐ D: konkurrenzlos

Frage 5:

Was bedeutet: Minuend

- ☐ A: Erster Term einer Differenz
- ☐ B: Veraltete Zeiteinheit
- ☐ C: Negativer Temperaturbereich
- ☐ D: PKW Modell

Frage 6:

Was bedeutet: Saphir

- ☐ A: blauer Edelstein
- ☐ B: roter Edelstein
- ☐ C: gelber Edelstein
- ☐ D: grüner Edelstein

Frage 7:

Was bedeutet: Angel

- ☐ A: Kochtopf
- ☐ B: Turnübung
- ☐ C: Edelstein
- ☐ D: Türscharnier

Frage 8:

Was bedeutet: dekadent

- ☐ A: verfallen
- ☐ B: zurückhaltend
- ☐ C: schlicht
- ☐ D: gewöhnlich

Frage 9:

Was bedeutet: Arkebuse

- ☐ A: Vogelart
- ☐ B: kirchliches Ritual
- ☐ C: Waffe
- ☐ D: Jupitermond

Frage 10:

Was bedeutet: Agonie

- ☐ A: Mehrfachehigkeit
- ☐ B: Todeskampf
- ☐ C: Götterkunde
- ☐ D: Fortpflanzung

Frage 11:

Was bedeutet: fraternisieren

- ☐ A: sich verbrüdern
- ☐ B: sich abgrenzen
- ☐ C: sich unterscheiden
- ☐ D: sich verstecken

Frage 12:

Was bedeutet: Lykanthrop

- ☐ A: Werwolf
- ☐ B: Analphabet
- ☐ C: Person mit einer Lesestörung
- ☐ D: Einsiedler

Frage 13:

Was bedeutet: obsolet

- ☐ A: trainiert
- ☐ B: überflüssig
- ☐ C: alt
- ☐ D: ungenutzt

Frage 14:

Wodurch zeichnet sich ein Stoiker aus?

- ☐ A: Egoismus
- ☐ B: Gelassenheit
- ☐ C: Niedergeschlagenheit
- ☐ D: Humor

Frage 15:

Was bedeutet: obligatorisch

- ☐ A: wahlweise
- ☐ B: veraltet
- ☐ C: verpflichtend
- ☐ D: informativ

Frage 16:

Was bedeutet: Kilopond

- ☐ A: Fleischgericht
- ☐ B: Veraltete Krafteinheit
- ☐ C: Altertümliche Waffe
- ☐ D: Salzwasserfisch

Frage 17:

Was bedeutet: Rhombus

- ☐ A: Viereck mit vier gleich langen Seiten
- ☐ B: Musikrichtung
- ☐ C: Spekulationsform an der Börse
- ☐ D: Steuereinheit auf dem Mainboard

Frage 18:

Was bedeutet: Narzissmus

- ☐ A: Angst
- ☐ B: Arbeitsunfähigkeit
- ☐ C: Freudlosigkeit
- ☐ D: Selbstverliebtheit

Frage 19:

Was bedeutet: Geschirr

- ☐ A: Bilanzierungseintrag
- ☐ B: Einspannkonstruktion
- ☐ C: Judotechnik
- ☐ D: Filmrollenhalter

Frage 20:

Was bedeutet: Bauer

- ☐ A: Landfläche
- ☐ B: Analphabet
- ☐ C: Metallkugel
- ☐ D: Vogelkäfig

Lösungen

Aufgabe 1:

Korrekt ist hier "C".

Aufgabe 2:

Korrekt ist hier "B".

Aufgabe 3:

Korrekt ist hier "C".

Aufgabe 4:

Korrekt ist hier "A".

Aufgabe 5:

Korrekt ist hier "A".

Aufgabe 6:

Korrekt ist hier "A".

Aufgabe 7:

Korrekt ist hier "D".

Aufgabe 8:

Korrekt ist hier "A".

Aufgabe 9:

Korrekt ist hier "C".

Aufgabe 10:

Korrekt ist hier "B".

Aufgabe 11:

Korrekt ist hier "A".

Aufgabe 12:

Korrekt ist hier "A".

Aufgabe 13:

Korrekt ist hier "B".

Aufgabe 14:

Korrekt ist hier "B".

Aufgabe 15:

Korrekt ist hier "C".

Aufgabe 16:

Korrekt ist hier "B".

Aufgabe 17:

Korrekt ist hier "A".

Aufgabe 18:

Korrekt ist hier "D".

Aufgabe 19:

Korrekt ist hier "B".

Aufgabe 20:

Korrekt ist hier "D".

Selbsteinschätzung

Fremdwörter zuordnen - Test

Auf dieser Seite kannst du deinen Lernfortschritt dokumentieren. Das hilft dir dabei, deinen Lernfortschritt zu reflektieren und ein Gefühl dafür zu bekommen, wie sicher du in diesem Themenbereich bereits bist.

Die Aufgaben dieses Tests fielen mir leicht.

Stimme gar nicht zu	Stimme eher nicht zu	Ich bin neutral	Stimme eher zu	Stimme voll zu
○	○	○	○	○

Die Aufgaben, bei denen ich mir sicher war, waren dann auch richtig.

Stimme gar nicht zu	Stimme eher nicht zu	Ich bin neutral	Stimme eher zu	Stimme voll zu
○	○	○	○	○

Ich habe die Aufgabenstellung immer gut verstanden.

Stimme gar nicht zu	Stimme eher nicht zu	Ich bin neutral	Stimme eher zu	Stimme voll zu
○	○	○	○	○

Ich war beim Lösen der Aufgaben schnell.

Stimme gar nicht zu	Stimme eher nicht zu	Ich bin neutral	Stimme eher zu	Stimme voll zu
○	○	○	○	○

Ich habe eine gute Strategie entwickelt, wie ich an die Aufgabe herangehen kann.

Stimme gar nicht zu	Stimme eher nicht zu	Ich bin neutral	Stimme eher zu	Stimme voll zu
○	○	○	○	○

TestHelden Discord-Community

Schon gewusst? Am besten lernt es sich gemeinsam. Deshalb bieten wir dir die Möglichkeit, dich mit Anderen zu vernetzen. Teile jetzt deine Ergebnisse in unserer Lerngruppe auf Discord und lass uns in den Austausch treten! Schreibe in deine Nachricht einfach das Stichwort "Lernfortschritt" und den Namen des Tests.

Zu unseren Lerngruppen geht es hier:
www.testhelden.com/discord

Übung: Korrekturlesen Deutsch

Darum geht es in dieser Übung: Dieser Test ist Teil der Kategorie 'Deutsch Rechtschreibung und Grammatik'. In diesem Themenbereich findest du Aufgaben zu dem Korrekturlesen. Dein Lernziel ist es, ein Gespür für Rechtschreibfehler zu bekommen und diese korrigieren zu können.

Tipp: Wie immer kannst du diese Seite hier nutzen, um dir einige Notizen zu machen. Du kannst zum Beispiel festhalten, welche Erwartungen du an den Test hast, was dir beim Üben aufgefallen ist oder was dir besonders schwer oder leicht gefallen ist.

Deine Notizen:

Aufgaben

Frage 1:

Welcher der vorgegebenen Sätze ist grammatikalisch und orthografisch korrekt?

- ☐ A: Wenn er schnell gelaufen wäre, hätte er den Wettbewerb gewinnen können.
- ☐ B: Wenn er schnell gelaufen wäre hätte er den Wettbewerb gewinnen können.
- ☐ C: Wenn er schnell gelaufen, wäre hätte er den Wetbewerb gewinnen können.
- ☐ D: Wenn er schnell gelaufen wäre hätte, er den Wettbewerb, gewinnene können.

Frage 2:

Welcher der vorgegebenen Sätze ist grammatikalisch und orthografisch korrekt?

- ☐ A: Da die Sonne so sehr scheint trinke ich eine gekühlte Limmonade.
- ☐ B: Da die Sonne so sehr scheint, trinke ich eine gekühlte Limonade.
- ☐ C: Da die Sonne so sehr schein, trink ich eine gekühlte Limonade.
- ☐ D: Da die Sonne so sehr scheint trinke ich eine gekühlt Limonade.

Frage 3:

Welcher der vorgegebenen Sätze ist grammatikalisch und orthografisch korrekt?

- ☐ A: Ich gehe draußen joggen, weil mir die frische Luft gut tut.
- ☐ B: Ich gehe draußen joggen weil mir die frische Luft gut tut.
- ☐ C: Ich gehe draußen joggen, weil mir die Frische Luft gut tut.
- ☐ D: Ich gehe draußen Joggen, weil mir die frische Luft gut tut.

Frage 4:

Welcher der vorgegebenen Sätze ist grammatikalisch und orthografisch korrekt?

- ☐ A: Die Abonnenten haben den Kanal wegen des informativem Inhalts abonniert.
- ☐ B: Die Abonnenten haben den Kannal, wegen des informativen Inhalts abonniert.
- ☐ C: Die Abonenten haben den Kanal wegen des informativen Inhalts abonniert.
- ☐ D: Die Abonnenten haben den Kanal wegen des informativen Inhalts abonniert.

Frage 5:

Welcher der vorgegebenen Sätze ist grammatikalisch und orthografisch korrekt?

- ☐ A: Die Indizien sprechen dafür, dass der Angeklagte unschuldig ist.
- ☐ B: Die Indizin sprechen dafür, dass der Angeklagte unschuldig ist.
- ☐ C: Die Indizien sprechen dafür dass der Angeklagte unschuldig ist.
- ☐ D: Die Indizien sprechen dafür das der angeklagte unschuldig ist.

Frage 6:

Welcher der vorgegebenen Sätze ist grammatikalisch und orthografisch korrekt?

- ☐ A: Die Pflanzen wachsen am besten, wenn sie viel Wasser und Sonne bekommen.
- ☐ B: Die Pflanzen wachsen am besten wenn sie viel Wasser und Sonne bekommen.
- ☐ C: Die Pflanzen waxen am besten, wenn sie viel Wasser und Sonne bekommen.
- ☐ D: Die Pflanzen wachsen, am besten wenn sie, viel Wasser und Sonne bekommen.

Frage 7:

Welcher der vorgegebenen Sätze ist grammatikalisch und orthografisch korrekt?

- ☐ A: Ich mag es, meine Füße am Kamin zu wärmen.
- ☐ B: Ich mag es meine Füße am Kamin zu wärmen.
- ☐ C: Ich mag es, meine Füße am Kammin zu wärmen.
- ☐ D: Ich mag es, meine Füße an Kamin zu wärmen.

Frage 8:

Welcher der vorgegebenen Sätze ist grammatikalisch und orthografisch korrekt?

- ☐ A: Der Aku meines Laptops hält schlechter wenn er kalt ist.
- ☐ B: Der Akku meines Laptops hält schlechter wenn er kalt ist.
- ☐ C: Der Akku meines Laptops hält schlechter, wenn er kalt ist.
- ☐ D: Der Akku meines Labtops hält schlechter, wenn er kalt ist.

Frage 9:

Welcher der vorgegebenen Sätze ist grammatikalisch und orthografisch korrekt?

- ☐ A: Seit wann seid ihr im Segelclub?
- ☐ B: Seid wann seid ihr im Segelclub?
- ☐ C: Seit wann seit ihr im Segelclub?
- ☐ D: Seid wann seit ihr im Segelclub?

Frage 10:

Welcher der vorgegebenen Sätze ist grammatikalisch und orthografisch korrekt?

- ☐ A: Die gelbe Tonne wird immer Morgens abgeholt.
- ☐ B: Die gelbe Tonne wird immer morgens abgeholt.
- ☐ C: Die Gelbe Tonne wird immer morgens abgeholt.
- ☐ D: Die gelbe Tonne wird immer morgen abgeholt.

Frage 11:

Welcher der vorgegebenen Sätze ist grammatikalisch und orthografisch korrekt?

- ☐ A: Der Stuhl steht in der Ecke, weil eines der Stuhlbein wacklt und umknickn kann.
- ☐ B: Der Stuhl steht in der Ecke weil eines der Stuhlbeine wakelt und umkniken kann.
- ☐ C: Der Stuhl steht in der Ecke, weil eines der Stuhlbeine wackelt und umknicken kann.
- ☐ D: Der Stuhl steht in der Ecke weil eines der Stuhlbeine wackelt und umknicken kann.

Frage 12:

Welcher der vorgegebenen Sätze ist grammatikalisch und orthografisch korrekt?

- ☐ A: Der Bürgersteig darf nicht von Radfahern benutzt, werden.
- ☐ B: Der Bürgersteg darf nicht von Radfahrern benutzt werden.
- ☐ C: Der Bürgersteig darf nicht von Radfahrern benutzt werden.
- ☐ D: Der Bürgersteig darf nicht, von Radfahrern benutzt werden.

Frage 13:

Welcher der vorgegebenen Sätze ist grammatikalisch und orthografisch korrekt?

☐ A: Die Schneeflocke, die langsam zu Boden sinkt.
☐ B: Die Schneeflocke die langsam zu Boden sinkt.
☐ C: Die Schneflocke, die langsam zu Boden sinkt.
☐ D: Die Schneeflocke, die langam zu Boden sinkt.

Frage 14:

Welcher der vorgegebenen Sätze ist grammatikalisch und orthografisch korrekt?

☐ A: Jeder weiß, dass man die Straße nicht überquert, wenn die Ampel rot ist.
☐ B: Jeder weiß dass man die Straße nicht überquert wenn die Ampel rot ist.
☐ C: Jeder weiß, das man die Straße nicht überquert, wenn die Ampel rot ist.
☐ D: Jeder weiß, dass man die Straße nicht überqert wenn die Ampel rot ist.

Frage 15:

Welcher der vorgegebenen Sätze ist grammatikalisch und orthografisch korrekt?

☐ A: Seit einigen Tagen fahre ich mit dem Fahrrad zur Arbeit.
☐ B: Seid einigen Tagen fahre ich mit dem Fahrrad zur Arbeit.
☐ C: Seit einigen Tage fahre ich mit dem Fahrrad zur Arbeit.
☐ D: Seit einigen Tagen, fahre ich mit dem Fahrad zur Arbeit.

Frage 16:

Welcher der vorgegebenen Sätze ist grammatikalisch und orthografisch korrekt?

☐ A: Die Beschwerde wurd von der Narchbarin eingereicht, weil es zu laut war.
☐ B: Die Beschwerd wurde von der Nachbarin eingereicht weil es zu laut war.
☐ C: Die Beschwerde wurde von der Nachbarin eingereicht weil es zu laut war.
☐ D: Die Beschwerde wurde von der Nachbarin eingereicht, weil es zu laut war.

Frage 17:

Welcher der vorgegebenen Sätze ist grammatikalisch und orthografisch korrekt?

- ☐ A: Der Vogel im Käfig, zwitschert nicht mehr.
- ☐ B: Der Vogel im Käfig zwitschert nicht mehr.
- ☐ C: Der Vogel im Käfig zwittschert nicht mehr.
- ☐ D: Der Vogel im Käffig zwittschert nicht mehr.

Frage 18:

Welcher der vorgegebenen Sätze ist grammatikalisch und orthografisch korrekt?

- ☐ A: Vor der Bank ist ein Warteschlange in die ich mich einreihen musst.
- ☐ B: Vor der Bank ist eine Wartschlange, in die ich mich einreihen muss.
- ☐ C: Vor der Bank ist eine Warteschlange, in die ich mich einreihen muss.
- ☐ D: Vor der Bank ist eine Warteschlange in die ich mich einreihen muss.

Frage 19:

Welcher der vorgegebenen Sätze ist grammatikalisch und orthografisch korrekt?

- ☐ A: Ich liebe es, Lebensmittel einkaufen und etwas zu kochen.
- ☐ B: Ich liebe es, Lebenmittel einzukaufen und etwas zu kochen.
- ☐ C: Ich liebe es Lebensmittel einzukaufen und etwas zu kochen.
- ☐ D: Ich liebe es, Lebensmittel einzukaufen und etwas zu kochen.

Frage 20:

Welcher der vorgegebenen Sätze ist grammatikalisch und orthografisch korrekt?

- ☐ A: Ich spiele gerne Karten um mich abzulenken.
- ☐ B: Ich spiele gerne Karten, um mich abzulenken.
- ☐ C: Ich spiel gerne Karten, um mich abzulenken.
- ☐ D: Ich spiele gerne Karten, um mich ablenken.

Lösungen

Aufgabe 1:

Korrekt ist hier "A".

Aufgabe 2:

Korrekt ist hier "B".

Aufgabe 3:

Korrekt ist hier "A".

Aufgabe 4:

Korrekt ist hier "D".

Aufgabe 5:

Korrekt ist hier "A".

Aufgabe 6:

Korrekt ist hier "A".

Aufgabe 7:

Korrekt ist hier "A".

Aufgabe 8:

Korrekt ist hier "C".

Aufgabe 9:

Korrekt ist hier "A".

Aufgabe 10:

Korrekt ist hier "B".

Aufgabe 11:

Korrekt ist hier "C".

Aufgabe 12:

Korrekt ist hier "C".

Aufgabe 13:

Korrekt ist hier "A".

Aufgabe 14:

Korrekt ist hier "A".

Aufgabe 15:

Korrekt ist hier "A".

Aufgabe 16:

Korrekt ist hier "D".

Aufgabe 17:

Korrekt ist hier "B".

Aufgabe 18:

Korrekt ist hier "C".

Aufgabe 19:

Korrekt ist hier "D".

Aufgabe 20:

Korrekt ist hier "B".

Selbsteinschätzung

Korrekturlesen Deutsch - Test

Auf dieser Seite kannst du deinen Lernfortschritt dokumentieren. Das hilft dir dabei, deinen Lernfortschritt zu reflektieren und ein Gefühl dafür zu bekommen, wie sicher du in diesem Themenbereich bereits bist.

Die Aufgaben dieses Tests fielen mir leicht.

○ Stimme gar nicht zu	○ Stimme eher nicht zu	○ Ich bin neutral	○ Stimme eher zu	○ Stimme voll zu

Die Aufgaben, bei denen ich mir sicher war, waren dann auch richtig.

○ Stimme gar nicht zu	○ Stimme eher nicht zu	○ Ich bin neutral	○ Stimme eher zu	○ Stimme voll zu

Ich habe die Aufgabenstellung immer gut verstanden.

○ Stimme gar nicht zu	○ Stimme eher nicht zu	○ Ich bin neutral	○ Stimme eher zu	○ Stimme voll zu

Ich war beim Lösen der Aufgaben schnell.

○ Stimme gar nicht zu	○ Stimme eher nicht zu	○ Ich bin neutral	○ Stimme eher zu	○ Stimme voll zu

Ich habe eine gute Strategie entwickelt, wie ich an die Aufgabe herangehen kann.

○ Stimme gar nicht zu	○ Stimme eher nicht zu	○ Ich bin neutral	○ Stimme eher zu	○ Stimme voll zu

TestHelden Discord-Community

Schon gewusst? Am besten lernt es sich gemeinsam. Deshalb bieten wir dir die Möglichkeit, dich mit Anderen zu vernetzen. Teile jetzt deine Ergebnisse in unserer Lerngruppe auf Discord und lass uns in den Austausch treten! Schreibe in deine Nachricht einfach das Stichwort "Lernfortschritt" und den Namen des Tests.

Zu unseren Lerngruppen geht es hier:
www.testhelden.com/discord

Übung: Rechtschreibfehler

Darum geht es in dieser Übung: Dieser Test ist Teil der Kategorie 'Deutsch Rechtschreibung und Grammatik'. In diesem Themenbereich findest du Aufgaben zum Erkennen von Rechtschreibfehlern. Dein Lernziel ist es, ein Gespür für Rechtschreibfehler zu bekommen und diese korrigieren zu können.

Tipp: Wie immer kannst du diese Seite hier nutzen, um dir einige Notizen zu machen. Du kannst zum Beispiel festhalten, welche Erwartungen du an den Test hast, was dir beim Üben aufgefallen ist oder was dir besonders schwer oder leicht gefallen ist.

🚀 Deine Notizen:

Aufgaben

Frage 1:

Welche Schreibweise ist korrekt?

- ☐ A: Philippinen
- ☐ B: Phillippinen
- ☐ C: Philippienen
- ☐ D: Philipinen

Frage 2:

Welche Schreibweise ist korrekt?

- ☐ A: gar nicht
- ☐ B: garnicht
- ☐ C: gahrnicht
- ☐ D: gahr nicht

Frage 3:

Welche Schreibweise enthält keinen Rechtschreibfehler?

- ☐ A: briliant
- ☐ B: brilant
- ☐ C: brillant
- ☐ D: brilliant

Frage 4:

Welcher Satz enthält keinen Fehler?

☐ A: Die Suche nach einer einheitlichen Migrationspolitik in der EU stößt auf nationale Interessenkonflikte und Sicherheitsbedenken, was die Lösungsfindung erschwert.
☐ B: Die Suche nach einer einheitlichen Migrationspolitik in der EU stöst auf nationale Interessenkonflikte und Sicherheitsbedenken, was die Lösungsfindung erschwert.
☐ C: Die Suche nach einer einheitlichen Migrationspolitik in der EU stößt auf nationale Intereßenkonflikte und Sicherheitsbedenken, was die Lösungsfindung erschwert.
☐ D: Die Suche nach einer einheitlichen Migrationspolitik in der EU stößt auf nationale Interessenkonflikte und Sicherheitsbedenken, was die Lösungsfindung erschwehrt.

Frage 5:

Welche Variante ist korrekt?

☐ A: obligatorisch
☐ B: obliegatorisch
☐ C: opligatorisch
☐ D: obliegatohrisch

Frage 6:

Welche Variante ist korrekt?

☐ A: Herzlich willkommen
☐ B: herzlich Willkommen
☐ C: Herzlich Wilkommen
☐ D: Herzlich Willkommen

Frage 7:

Welche Schreibweise enthält keinen Rechtschreibfehler?

- ☐ A: gennerieren
- ☐ B: genneriren
- ☐ C: generieren
- ☐ D: generiren

Frage 8:

Welche Schreibweise ist korrekt?

- ☐ A: Vielen Dank im Voraus
- ☐ B: Vielen dank im voraus
- ☐ C: vielen Dank im voraus
- ☐ D: Vielen dank im Voraus

Frage 9:

Welche Schreibweise enthält keinen Rechtschreibfehler?

- ☐ A: Proknose
- ☐ B: Prognose
- ☐ C: Proknohse
- ☐ D: Prognohse

Frage 10:

Welche Variante ist korrekt?

- ☐ A: Reparratur
- ☐ B: Reparatur
- ☐ C: Reperatur
- ☐ D: Repparatur

Frage 11:

Wähle die korrekte Schreibweise aus.

- ☐ A: Delinquenz
- ☐ B: Delinquens
- ☐ C: Deliquenz
- ☐ D: Deliequenz

Frage 12:

Welche Schreibweise ist korrekt?

- ☐ A: simulant
- ☐ B: siemultan
- ☐ C: simultan
- ☐ D: simultahn

Frage 13:

Welche Schreibweise ist korrekt?

- ☐ A: Unteranderem
- ☐ B: unteranderem
- ☐ C: unter anderem
- ☐ D: unter Anderem

Frage 14:

Welche Schreibweise ist korrekt?

- ☐ A: Addresse
- ☐ B: adresse
- ☐ C: Adresse
- ☐ D: Adrese

Frage 15:

Welche Schreibweise ist korrekt?

- □ A: Multilateralismus
- □ B: Multi-Lateralismus
- □ C: Multilatteralismus
- □ D: Multilaterralismus

Frage 16:

Welche Schreibweise enthält keinen Rechtschreibfehler?

- □ A: Fitness
- □ B: Fittness
- □ C: Fittnes
- □ D: Fitnes

Frage 17:

Wähle alle fehlerfreien Sätze.

- □ A: Die kulturelle Vielfalt Europas spiegelt sich in der Debatte um eine gemeinsame europähische Identität wider, die die Grundlage für eine vertiefte Integration bilden soll.
- □ B: Die kulturelle Vielfalt Europas spiegelt sich in der Debatte um eine gemeinsame europäische Identität wider, die die Grundlage für eine vertiefte Integration bilden soll.
- □ C: Die kulturelle Vielfalt Europas spiegelt sich in der Debatte um eine gemeinsame europäische Identität wider, die die Grundlage für eine vertiehfte Integration bilden soll.
- □ D: Die kulturelle Vielfalt Europas spiegelt sich in der Debatte um eine gemeinsame europäische Identität wider, die die Grundlage für eine vertietfe Integration bilden soll.

Frage 18:

Wähle den Satz aus, der fehlerfrei ist.

- ☐ A: Die wirtschaftliche Ungleichheit in der EU bedroht die Stabilität der Eurozone und erschwert die Entwicklung gemeinsamer wirtschaftspolitischer Strategien.
- ☐ B: Die wirtschaftliche Ungleichheit in der EU bedroht die Stabilität der Euro-Zone und erschwert die Entwicklung gemeinsamer wirtschaftspolitischer Strategien.
- ☐ C: Die wirtschaftliche Ungleichheit in der EU bedroht die Stabilität der Euro-Zone und erschwert die Entwicklung gemeinsamer wirtschatfspolitischer Strategien.
- ☐ D: Die wirtschaftliche Ungleichheit in der EU bedroht die Stabilität die Eurozone und erschwert die Entwicklung gemeinsamer wirtschaftspolitischer Strategien.

Frage 19:

Welche Schreibweise ist korrekt?

- ☐ A: lahtent
- ☐ B: ladtent
- ☐ C: latdend
- ☐ D: latent

Frage 20:

Welche Variante ist korrekt?

- ☐ A: apruppt
- ☐ B: aprupt
- ☐ C: abrubt
- ☐ D: abrupt

Lösungen

Aufgabe 1:

Korrekt ist hier "A".

Aufgabe 2:

Korrekt ist hier "A".

Aufgabe 3:

Korrekt ist hier "C".

Aufgabe 4:

Korrekt ist hier "A".

Aufgabe 5:

Korrekt ist hier "A".

Aufgabe 6:

Korrekt ist hier "A".

Aufgabe 7:

Korrekt ist hier "C".

Aufgabe 8:

Korrekt ist hier "A".

Aufgabe 9:

Korrekt ist hier "B".

Aufgabe 10:

Korrekt ist hier "B".

Aufgabe 11:

Korrekt ist hier "A".

Aufgabe 12:

Korrekt ist hier "C".

Aufgabe 13:

Korrekt ist hier "C".

Aufgabe 14:

Korrekt ist hier "C".

Aufgabe 15:

Korrekt ist hier "A".

Aufgabe 16:

Korrekt ist hier "A".

Aufgabe 17:

Korrekt ist hier "B".

Aufgabe 18:

Korrekt ist hier "A".

Aufgabe 19:

Korrekt ist hier "D".

Aufgabe 20:

Korrekt ist hier "D".

Selbsteinschätzung

Rechtschreibfehler - Test

Auf dieser Seite kannst du deinen Lernfortschritt dokumentieren. Das hilft dir dabei, deinen Lernfortschritt zu reflektieren und ein Gefühl dafür zu bekommen, wie sicher du in diesem Themenbereich bereits bist.

Die Aufgaben dieses Tests fielen mir leicht.

○ Stimme gar nicht zu | ○ Stimme eher nicht zu | ○ Ich bin neutral | ○ Stimme eher zu | ○ Stimme voll zu

Die Aufgaben, bei denen ich mir sicher war, waren dann auch richtig.

○ Stimme gar nicht zu | ○ Stimme eher nicht zu | ○ Ich bin neutral | ○ Stimme eher zu | ○ Stimme voll zu

Ich habe die Aufgabenstellung immer gut verstanden.

○ Stimme gar nicht zu | ○ Stimme eher nicht zu | ○ Ich bin neutral | ○ Stimme eher zu | ○ Stimme voll zu

Ich war beim Lösen der Aufgaben schnell.

○ Stimme gar nicht zu | ○ Stimme eher nicht zu | ○ Ich bin neutral | ○ Stimme eher zu | ○ Stimme voll zu

Ich habe eine gute Strategie entwickelt, wie ich an die Aufgabe herangehen kann.

○ Stimme gar nicht zu | ○ Stimme eher nicht zu | ○ Ich bin neutral | ○ Stimme eher zu | ○ Stimme voll zu

Übung: Symptome und Diagnose

Darum geht es in dieser Übung: In diesem Themenbereich findest du Aufgaben zur Untersuchung von Symptomen und der Diagnose. Dein Lernziel ist es, ein Gefühl für den Zusammenhang zwischen Symptome und Diagnose zu erarbeiten.

> Tipp: Wie immer kannst du diese Seite hier nutzen, um dir einige Notizen zu machen. Du kannst zum Beispiel festhalten, welche Erwartungen du an den Test hast, was dir beim Üben aufgefallen ist oder was dir besonders schwer oder leicht gefallen ist.

Deine Notizen:

Aufgaben

Frage 1:

Christoph (25) möchte wegen seiner "Kreuzschmerzen" von Ihnen behandelt werden. Welche der anamnestischen Angaben passt zur Verdachtsdiagnose eines Morbus Bechterew?

- ☐ A: Sensibilitätsstörungen an der Vorderseite der Oberschenkel.
- ☐ B: Probleme beim Wasserlassen.
- ☐ C: Die Schmerzen treten hauptsächlich nach schwerem Heben auf.
- ☐ D: Die Schmerzen treten überwiegend nachts oder früh morgens auf.

Frage 2:

Christine (32) klagt über anhaltende Rückenschmerzen und befragt Sie zu einer Kernspintomographie (MRT). Welche Aussage trifft zu?

- ☐ A: Beim MRT erfährt der Patient eine hohe Strahlenbelastung, daher sollte es nicht im Übermaß eingesetzt werden.
- ☐ B: Ein MRT eignet sich nicht zur Beurteilung des Rückenmarks.
- ☐ C: Ein MRT weist Lokalisation und Größe von Bandscheibenvorfällen nach.
- ☐ D: Ein MRT ist die beste Methode um Knochenbrüche zu beurteilen.

Frage 3:

Paul (28) bittet Sie um Behandlung, da er häufig unter Rückenschmerzen leide. Bei der körperlichen Untersuchung fällt Ihnen ein fixierter Flachrücken auf. Dieser ist typisch für...?

- ☐ A: eine Osteoporose.
- ☐ B: eine akute Lumbago.
- ☐ C: einen Morbus Scheuermann der Lendenwirbelsäule.
- ☐ D: eine Spondylitis tuberculosa.

Frage 4:

Ein Patient kommt mit Rückenschmerzen zu Ihnen und möchte behandelt werden. Welche Zuordnung von Beschwerden/Merkmalen zu Erkrankungen trifft typischerweise zu ?

- ☐ A: Abendliche Kreuzschmerzen - Morbus Bechterew
- ☐ B: Schmerzen im unteren Rückenbereich mit Ausstrahlung in das rechte Bein - Bandscheibenvorfall im LWS-Bereich
- ☐ C: Vom Hinterkopf ausstrahlenede Kopfschmerzen - Spondylarthrose LWS
- ☐ D: Schmerzen im Halsbereich mit Ausstrahlung in den linken Arm - Bandscheibenvorfall im BWS-Bereich.

Frage 5:

Welche der Muskulaturen kann man vernachlässigen wenn es um Vorbeugung von Rückenschmerzen geht?

- ☐ A: Schultermuskulatur
- ☐ B: Bauchmuskulatur
- ☐ C: Rückenmuskulatur
- ☐ D: Gesäßmuskulatur

Frage 6:

Du untersuchst das Kniegelenk eines Patienten. Welche Aussage hierzu trifft zu?

- ☐ A: Bei einem nachgewiesenem Knorpelschaden muss eine Operation durchgeführt werden.
- ☐ B: Die freie passive Beweglichkeit des Kniegelenks schließt einen Meniskusschaden aus.
- ☐ C: Eine sog. "tanzende Patella" ist ein Anzeichen für einen Kniegelenkserguß.
- ☐ D: Ein positives Zohlenzeichen spricht für einen Innenminiskusschaden.

Frage 7:

Welche Zuordnung von Beschwerden/Merkmalen zu Erkrankungen trifft typischerweise zu?

- ☐ A: Symmetrischer Befall der Fingergrund- und Mittelgelenke - Rheumatoide Arthritis
- ☐ B: Augenkomplikation - degenerative Wirbelsäulenerkrankungen
- ☐ C: Schmerzen im Nackenbereich mit Ausstrahlung in den rechten Arm - Bandscheibenvorfall im LWS-Bereich
- ☐ D: Cluster-Kopfschmerzen - Zinkmangel

Frage 8:

Was ist keine Ursache für Coxa Valga?

- ☐ A: Genetische Fehlentwicklung
- ☐ B: Angeborene Hüftdysplasie
- ☐ C: Erkrankung des zentralen Nervensystems
- ☐ D: Unsachgemäße intragluteale Injektion

Frage 9:

Welche Aussage zur Gicht bzw. zu deren Therapiemaßnahmen trifft zu?

- ☐ A: Sie empfehlen den Betroffenen u.a. auf ausreichende Flüssigkeitszufuhr zu achten.
- ☐ B: Sie empfehlen Betroffenen u.a. die Einhaltung einer purinreichen Diät.
- ☐ C: Der sofortige Beginn einer physikalischen Therapie im akuten Gichtanfall ist wichtig, um Versteifungen des betroffenen Gelenkes zu vermeiden.
- ☐ D: Typischerweise sind Frauen im Alter zwischen 20 und 40 Jahren betroffen.

Frage 10:

Welche der folgenden Aussagen zur Peronaeusparese trifft zu?

- ☐ A: Typisches klinisches Bild ist der Hackenfuß.
- ☐ B: Sie kann als Folgeschädigung eines Diabetis mellitus auftreten.
- ☐ C: Sie tritt oft familiär gehäuft auf.
- ☐ D: Unter frühzeitig eingeleiteter, intensiver krankengymnastischer Therapie kommt es in den meisten Fällen zu einem vollständigen Rückgang der Parese.

Frage 11:

Was ist eine gängige Methode zur Untersuchung der Wirbelsäule?

- ☐ A: Test auf Nystagmus
- ☐ B: Bestimmung des Schober-Maßes
- ☐ C: Prüfung des Zohlenzeichens
- ☐ D: Abstand der Schulterblätter bestimmen

Frage 12:

Was ist typisch bei einem Hexenschuss?

- ☐ A: Schmerzen, die entlang des Ischiasnerv ins Bein ziehen
- ☐ B: Taubheitsgefühl bzw. Lähmungserscheinungen in den Beinen
- ☐ C: Schlagartig auftretender Schmerz im Rücken
- ☐ D: Ausstrahlung von Schmerzen vom Gesäßbereich bis ins Bein

Frage 13:

Was ist kein Symptom von Parkinson?

- ☐ A: Zittern
- ☐ B: Atembeschwerden
- ☐ C: Muskelsteife
- ☐ D: Akinese und Haltungsinstabilität

Frage 14:

Eine Mutter kommt mit Ihrer 10-jährigen Tochter Isabella zu Ihnen, weil diese Schmerzen in den Knie- und oberen Sprunggelenken hat. Worauf achten Sie bei der Untersuchung bzw. welche Fragen stellen Sie?

- ☐ A: Begleitsymptome, wie z. B. Fieber
- ☐ B: Augenreizung, -rötungen
- ☐ C: Durchfälle/Verdauungsbeschwerden
- ☐ D: Dauer der Beschwerden

Frage 15:

Welche dieser Methoden zur Vorbeugung eines Schlaganfalls ist falsch?

- ☐ A: Entgegenwirken bei niedrigem Blutdruck
- ☐ B: Entgegenwirken von hohen Blutfettwerten
- ☐ C: Entgegenwirken von arteriellen Verschlusskrankheiten
- ☐ D: Entgegenwirken von Bluthochdruck

Frage 16:

Anastasia (20, Balletttänzerin) kommt wegen Schmerzen in den Füßen zur Physiotherapie. Nebenbefundlich fallen Ihnen bei der sehr schlanken Patientin ein schlechter Zahnstatus sowie auffällige Schwellungen im Wangenbereich auf. Während der ersten Behandlung klagt sie über Magenschmerzen und Herzstolpern. Welche der nachfolgend genannten Erkrankungen kommt nicht als wahrscheinliche Ursache in Betracht?

- ☐ A: Essstörung
- ☐ B: Schilddrüsenerkrankung
- ☐ C: Substanzmissbrauch
- ☐ D: Diabetes mellitus

Frage 17:

Melanie (20) kommt in Ihre Praxis und bittet um atemtherapeutische Maßnahmen wegen seit Wochen bestehenden, hartnäckigen Hustens und zeitweiser, vor allem am Morgen auftretender Atemnot. Welche Verdachtsdiagnose ist am wahrscheinlichsten?

- ☐ A: Hyperventilationssyndrom
- ☐ B: Allergisches Asthma bronchiale
- ☐ C: Verschleppte Lungenentzündung
- ☐ D: Lungentuberkulose

Frage 18:

Was ist kein Symptom für Rheumatoide Arthritis?

- ☐ A: Schwellungen und ziehende, reißende Schmerzen der kleineren Gelenke an Fingern und Füßen
- ☐ B: Steife Gelenke, besonders am Morgen
- ☐ C: Fieber
- ☐ D: Durchfall

Frage 19:

Helmut (75) wird von Ihnen wegen seiner Rückenschmerzen physiotherapeutisch behandelt. Trotz Behandlung haben sich die Beschwerden verschlimmert. Beiläufig berichtet er Ihnen nun, dass ihm der Hausarzt kürzlich Blut abgenommen habe. Dabei seien Anämie und eine erhöhte BSG festgestellt worden. Welche Erkrankung kommt ursächlich am ehesten in Betracht?

- ☐ A: Plasmozytom
- ☐ B: Hexenschuss
- ☐ C: Osteoporose
- ☐ D: Morbus Bechterew

Frage 20:

Wie wird Arthrose grundsätzlich unterschieden?

- ☐ A: Nach Stadium
- ☐ B: Nach Behandlungsart
- ☐ C: Nach den Ursachen
- ☐ D: Nach Körperregion

Lösungen

Aufgabe 1:

Korrekt ist hier "D".

Aufgabe 2:

Korrekt ist hier "C".

Aufgabe 3:

Korrekt ist hier "C".

Aufgabe 4:

Korrekt ist hier "B".

Aufgabe 5:

Korrekt ist hier "A".

Aufgabe 6:

Korrekt ist hier "C".

Aufgabe 7:

Korrekt ist hier "A".

Aufgabe 8:

Korrekt ist hier "D".

Aufgabe 9:

Korrekt ist hier "A".

Aufgabe 10:

Korrekt ist hier "B".

Aufgabe 11:

Korrekt ist hier "B".

Aufgabe 12:

Korrekt ist hier "C".

Aufgabe 13:

Korrekt ist hier "B".

Aufgabe 14:

Korrekt ist hier "D".

Aufgabe 15:

Korrekt ist hier "A".

Aufgabe 16:

Korrekt ist hier "D".

Aufgabe 17:

Korrekt ist hier "B".

Aufgabe 18:

Korrekt ist hier "D".

Aufgabe 19:

Korrekt ist hier "A".

Aufgabe 20:

Korrekt ist hier "C".

Selbsteinschätzung

Symptome und Diagnose - Test

Auf dieser Seite kannst du deinen Lernfortschritt dokumentieren. Das hilft dir dabei, deinen Lernfortschritt zu reflektieren und ein Gefühl dafür zu bekommen, wie sicher du in diesem Themenbereich bereits bist.

Die Aufgaben dieses Tests fielen mir leicht.

○ Stimme gar nicht zu | ○ Stimme eher nicht zu | ○ Ich bin neutral | ○ Stimme eher zu | ○ Stimme voll zu

Die Aufgaben, bei denen ich mir sicher war, waren dann auch richtig.

○ Stimme gar nicht zu | ○ Stimme eher nicht zu | ○ Ich bin neutral | ○ Stimme eher zu | ○ Stimme voll zu

Ich habe die Aufgabenstellung immer gut verstanden.

○ Stimme gar nicht zu | ○ Stimme eher nicht zu | ○ Ich bin neutral | ○ Stimme eher zu | ○ Stimme voll zu

Ich war beim Lösen der Aufgaben schnell.

○ Stimme gar nicht zu | ○ Stimme eher nicht zu | ○ Ich bin neutral | ○ Stimme eher zu | ○ Stimme voll zu

Ich habe eine gute Strategie entwickelt, wie ich an die Aufgabe herangehen kann.

○ Stimme gar nicht zu | ○ Stimme eher nicht zu | ○ Ich bin neutral | ○ Stimme eher zu | ○ Stimme voll zu

TestHelden Discord-Community

Schon gewusst? Am besten lernt es sich gemeinsam. Deshalb bieten wir dir die Möglichkeit, dich mit Anderen zu vernetzen. Teile jetzt deine Ergebnisse in unserer Lerngruppe auf Discord und lass uns in den Austausch treten! Schreibe in deine Nachricht einfach das Stichwort "Lernfortschritt" und den Namen des Tests.

Zu unseren Lerngruppen geht es hier:
www.testhelden.com/discord

Übung: Sozialpolitik

Darum geht es in dieser Übung: In diesem Testbereich wirst du dein Wissen über die Grundlagen der Sozialpolitik und ihre Auswirkungen auf die Gesellschaft prüfen. Es wird abgefragt, wie du soziale Sicherungssysteme verstehst und die Rolle des Staates in der Sozialpolitik beschreiben kannst. Viel Erfolg!

Tipp: Wie immer kannst du diese Seite hier nutzen, um dir einige Notizen zu machen. Du kannst zum Beispiel festhalten, welche Erwartungen du an den Test hast, was dir beim Üben aufgefallen ist oder was dir besonders schwer oder leicht gefallen ist.

Deine Notizen:

Aufgaben

Frage 1:

Was versteht man unter dem Begriff „Solidarprinzip“ in der Sozialversicherung?

- ☐ A: Jeder zahlt entsprechend seiner Leistungsfähigkeit
- ☐ B: Die Beiträge richten sich nach dem Einkommen
- ☐ C: Die Beiträge sind für alle gleich hoch
- ☐ D: Die Leistungen richten sich nach dem Einkommen

Frage 2:

Die Globalisierung hat dazu geführt, dass die Weltwirtschaft mehr miteinander verbunden ist. Welche Auswirkungen hat dies auf die soziale Ungleichheit innerhalb und zwischen Ländern und welche Maßnahmen stehen im Widerspruch zu negativen Auswirkungen?

- ☐ A: Durch die Einführung von Handelsbarrieren und die Förderung von Protektionismus.
- ☐ B: Durch die Förderung von Bildung, Chancengleichheit und internationale Zusammenarbeit.
- ☐ C: Durch die Senkung von Steuern für Unternehmen und die Reduzierung von Sozialleistungen.
- ☐ D: Durch die Einführung von Einwanderungsbeschränkungen und die Isolation der Wirtschaft.

Frage 3:

Was ist das Hauptziel der Sozialpolitik?

- ☐ A: Förderung des Wirtschaftswachstums.
- ☐ B: Sicherung des sozialen Friedens und der sozialen Gerechtigkeit.
- ☐ C: Reduzierung der Staatsausgaben.
- ☐ D: Erhöhung der Steuereinnahmen.

Frage 4:

Situation: Herr Becker hat 35 Jahre in Vollzeit gearbeitet und plant, mit 63 Jahren in Rente zu gehen. Er möchte wissen, welche Auswirkungen dies auf seine Rentenhöhe hat.
Frage: Hat Herr Becker Anspruch auf eine abschlagsfreie Rente mit 63 Jahren?

- ☐ A: Ja, da er mehr als 35 Jahre gearbeitet hat.
- ☐ B: Nein, für eine abschlagsfreie Rente sind 45 Beitragsjahre erforderlich.
- ☐ C: Ja, da das Renteneintrittsalter generell bei 63 Jahren liegt.
- ☐ D: Nein, da er mindestens 40 Jahre gearbeitet haben muss.

Frage 5:

Welche Maßnahme zählt nicht zur Familienpolitik?

- ☐ A: Einführung von Elterngeld
- ☐ B: Ausbau von Kinderbetreuungseinrichtungen
- ☐ C: Erhöhung der Mehrwertsteuer
- ☐ D: Gewährung von Kindergeld

Frage 6:

Fallbeispiel Rentenbeitrag: Herr Müller ist 45 Jahre alt und verdient monatlich 3.500 €. Er ist in der gesetzlichen Rentenversicherung pflichtversichert. Der Beitragssatz zur Rentenversicherung beträgt 18,6 %. Wie hoch ist der monatliche Beitrag, den Herr Müller zur Rentenversicherung leisten muss?

- ☐ A: 325,50 €
- ☐ B: 651,00 €
- ☐ C: 1302,00 €
- ☐ D: 1953,00 €

Frage 7:

In zahlreichen Industrieländern nimmt der Anteil der älteren Bevölkerung zu, während die Geburtenrate abnimmt. Welche Folgen hat die demografische Veränderung für das Rentensystem und welche Schritte kann der Sozialstaat unternehmen, um eine nachhaltige Altersvorsorge zu gewährleisten?

- ☐ A: Reduzierung der Rentenbeiträge und Förderung von Frühverrentung.
- ☐ B: Abschaffung der Rentenversicherung und Einführung einer Kopfpauschale.
- ☐ C: Erhöhung des Renteneintrittsalters und Einführung von privaten Altersvorsorgeprogrammen.
- ☐ D: Erhöhung der Rentenleistungen und Senkung des Renteneintrittsalters.

Frage 8:

Was ist das Ziel der Arbeitslosenversicherung?

- ☐ A: Bereitstellung von Arbeitsplätzen
- ☐ B: Sicherstellung des Lebensunterhalts bei Arbeitslosigkeit
- ☐ C: Förderung von Unternehmensgründungen
- ☐ D: Unterstützung bei der beruflichen Weiterbildung

Frage 9:

Welche Leistung gehört nicht zur gesetzlichen Sozialversicherung in Deutschland?

- ☐ A: Arbeitslosenversicherung
- ☐ B: Krankenversicherung
- ☐ C: Unfallversicherung
- ☐ D: Hausratsversicherung

Frage 10:

Welche Rolle spielen die Sozialpartner in der Sozialpolitik?

- ☐ A: Sie sind für die Gesetzgebung im Bereich der Sozialpolitik verantwortlich
- ☐ B: Sie vertreten die Interessen von Arbeitgebern und Arbeitnehmern und verhandeln Tarifverträge
- ☐ C: Sie entscheiden über die Rentenhöhe
- ☐ D: Sie sind für die Auszahlung von Sozialleistungen zuständig

Frage 11:

Was versteht man unter dem "Generationenvertrag" in der gesetzlichen Rentenversicherung?

- ☐ A: Ein Abkommen zwischen Arbeitgebern und Arbeitnehmern zur Sicherung der Renten
- ☐ B: Die Verpflichtung der erwerbstätigen Generation, die Renten der aktuellen Rentner durch ihre Beiträge zu finanzieren
- ☐ C: Ein Vertrag zwischen Staat und Bürgern über die Rentenhöhe
- ☐ D: Eine Vereinbarung zwischen Rentnern und zukünftigen Rentnern über Rentenzahlungen

Frage 12:

Was ist das Subsidiaritätsprinzip in der Sozialpolitik?

- ☐ A: Der Staat greift erst ein, wenn die kleineren gesellschaftlichen Einheiten (z B Familie, Gemeinde) die Probleme nicht lösen können
- ☐ B: Der Staat übernimmt alle sozialen Aufgaben ohne Beteiligung anderer Institutionen
- ☐ C: Private Unternehmen sind für die soziale Absicherung der Bürger verantwortlich
- ☐ D: Jeder Bürger ist allein für seine soziale Sicherheit zuständig

Frage 13:

Was versteht man unter dem Begriff „Sozialstaat"?

- ☐ A: Ein Staat, der ausschließlich wirtschaftliche Interessen verfolgt
- ☐ B: Ein Staat, der soziale Sicherheit und Gerechtigkeit für seine Bürger gewährleistet
- ☐ C: Ein Staat, der keine sozialen Leistungen erbringt
- ☐ D: Ein Staat, der nur für die Sicherheit seiner Bürger verantwortlich ist

Frage 14:

Fallbeispiel Pflegeversicherungsbeitrag: Herr Becker ist 60 Jahre alt und verdient monatlich 4.000 €. Der Beitragssatz zur Pflegeversicherung beträgt 3,05 %. Wie hoch ist der monatliche Beitrag, den Herr Becker zur Pflegeversicherung leisten muss?

- ☐ A: 122,50 €
- ☐ B: 120,50 €
- ☐ C: 123,00 €
- ☐ D: 118,40 €

Frage 15:

Situation: Herr Müller bezieht seit sechs Monaten Arbeitslosengeld II. Er erhält ein Jobangebot für eine Teilzeitstelle mit einem monatlichen Einkommen von 450 Euro. Frage: Welche Verpflichtungen hat Herr Müller gegenüber dem Jobcenter bei Aufnahme der Teilzeitstelle?

- ☐ A: Keine, da es sich um eine geringfügige Beschäftigung handelt.
- ☐ B: Er muss die Aufnahme der Beschäftigung unverzüglich dem Jobcenter melden.
- ☐ C: Er muss die Beschäftigung nur melden, wenn er mehr als 15 Stunden pro Woche arbeitet.
- ☐ D: Er muss die Beschäftigung erst bei der nächsten Weiterbewilligung melden.

Frage 16:

Was ist das Ziel der Arbeitsmarktpolitik?

- ☐ A: Senkung der Arbeitslosigkeit und Förderung der Beschäftigung
- ☐ B: Erhöhung der Arbeitslosigkeit zur Senkung der Löhne
- ☐ C: Förderung von Teilzeitarbeit zur Reduzierung der Arbeitszeit
- ☐ D: Abschaffung des Kündigungsschutzes

Frage 17:

Lies folgendes Szenario und beurteile, welche Aussagen zutreffen. Eine CO2-Steuer soll von der Regierung eingeführt werden, um den Klimaschutz und die Energiewende zu unterstützen.

- ☐ A: Eine CO2-Steuer kann Anreize für Unternehmen und Verbraucher schaffen, energieeffizienter zu handeln.
- ☐ B: Die Einnahmen aus der CO2-Steuer sollten vollständig in den Ausbau erneuerbarer Energien investiert werden.
- ☐ C: Eine CO2-Steuer führt zwangsläufig zu einer Erhöhung der Arbeitslosigkeit in energieintensiven Branchen.
- ☐ D: Die Einführung einer CO2-Steuer ist verfassungswidrig, da sie die unternehmerische Freiheit unverhältnismäßig einschränkt.

Frage 18:

Fallbeispiel Arbeitslosengeld: Frau Schmidt hat in den letzten zwei Jahren vor ihrer Arbeitslosigkeit monatlich 2.800 € brutto verdient. Sie ist 35 Jahre alt und hat keine Kinder. Wie hoch ist ihr tägliches Arbeitslosengeld I?

- ☐ A: 30 €
- ☐ B: 40 €
- ☐ C: 50 €
- ☐ D: 60 €

Frage 19:

Situation: Herr Müller bezieht seit sechs Monaten Arbeitslosengeld II. Er erhält ein Jobangebot für eine Teilzeitstelle mit einem monatlichen Einkommen von 450 Euro. Frage: Wie wirkt sich der Nebenverdienst auf Herrn Müllers Arbeitslosengeld II aus?

- ☐ A: Der gesamte Verdienst wird auf das Arbeitslosengeld II angerechnet.
- ☐ B: Ein Freibetrag von 100 Euro bleibt anrechnungsfrei, der Rest wird teilweise angerechnet.
- ☐ C: Der Verdienst bleibt vollständig anrechnungsfrei.
- ☐ D: Der Verdienst führt zum vollständigen Wegfall des Arbeitslosengeldes II.

Frage 20:

Welche der folgenden Leistungen gehört nicht zur gesetzlichen Rentenversicherung?

- ☐ A: Altersrente
- ☐ B: Erwerbsminderungsrente
- ☐ C: Arbeitslosengeld
- ☐ D: Hinterbliebenenrente

Lösungen

Aufgabe 1:

Korrekt ist hier "B".

Aufgabe 2:

Korrekt ist hier "B".

Aufgabe 3:

Korrekt ist hier "B".

Aufgabe 4:

Korrekt ist hier "B".

Aufgabe 5:

Korrekt ist hier "C".

Aufgabe 6:

Korrekt ist hier "B".

Aufgabe 7:

Korrekt ist hier "C".

Aufgabe 8:

Korrekt ist hier "B".

Aufgabe 9:

Korrekt ist hier "D".

Aufgabe 10:

Korrekt ist hier "B".

Aufgabe 11:

Korrekt ist hier "B".

Aufgabe 12:

Korrekt ist hier "A".

Aufgabe 13:

Korrekt ist hier "B".

Aufgabe 14:

Korrekt ist hier "A".

Aufgabe 15:

Korrekt ist hier "B".

Aufgabe 16:

Korrekt ist hier "A".

Aufgabe 17:

Korrekt ist hier "A und B".

Aufgabe 18:

Korrekt ist hier "B".

Aufgabe 19:

Korrekt ist hier "B".

Aufgabe 20:

Korrekt ist hier "C".

Selbsteinschätzung

Sozialpolitik - Test

Auf dieser Seite kannst du deinen Lernfortschritt dokumentieren. Das hilft dir dabei, deinen Lernfortschritt zu reflektieren und ein Gefühl dafür zu bekommen, wie sicher du in diesem Themenbereich bereits bist.

Die Aufgaben dieses Tests fielen mir leicht.

○ Stimme gar nicht zu ○ Stimme eher nicht zu ○ Ich bin neutral ○ Stimme eher zu ○ Stimme voll zu

Die Aufgaben, bei denen ich mir sicher war, waren dann auch richtig.

○ Stimme gar nicht zu ○ Stimme eher nicht zu ○ Ich bin neutral ○ Stimme eher zu ○ Stimme voll zu

Ich habe die Aufgabenstellung immer gut verstanden.

○ Stimme gar nicht zu ○ Stimme eher nicht zu ○ Ich bin neutral ○ Stimme eher zu ○ Stimme voll zu

Ich war beim Lösen der Aufgaben schnell.

○ Stimme gar nicht zu ○ Stimme eher nicht zu ○ Ich bin neutral ○ Stimme eher zu ○ Stimme voll zu

Ich habe eine gute Strategie entwickelt, wie ich an die Aufgabe herangehen kann.

○ Stimme gar nicht zu ○ Stimme eher nicht zu ○ Ich bin neutral ○ Stimme eher zu ○ Stimme voll zu

TestHelden Discord-Community

Schon gewusst? Am besten lernt es sich gemeinsam. Deshalb bieten wir dir die Möglichkeit, dich mit Anderen zu vernetzen. Teile jetzt deine Ergebnisse in unserer Lerngruppe auf Discord und lass uns in den Austausch treten! Schreibe in deine Nachricht einfach das Stichwort "Lernfortschritt" und den Namen des Tests.

Zu unseren Lerngruppen geht es hier:
www.testhelden.com/discord

So schaltest du deinen Online-Testtrainer frei

Wir von TestHelden versuchen dich so umfangreich wie möglich vorzubereiten. Neben diesem Trainer wollen wir dir natürlich auch digital und ganz individuell weiterhelfen! Und genau dafür haben wir unsere Online-Trainer. Die Freischaltung deines ganz persönlichen TestHelden-Trainers erkläre ich dir jetzt:

Du erhältst von uns einen Gutscheincode. Dieser ist für alle Produktgrößen einlösbar. Anschließend kannst du dir den Umfang deines Online-Testtrainers heraussuchen.

Dein Gutscheincode lautet:

LIB24186

Gutscheinwert:

45 EURO

Deinen persönlichen Kurs findest du unter:

https://testhelden.com/produkt/md-einstellungstest/

Wichtig: Gehe in deinem Browser auf den oben stehenden Link. Dort findest du unseren Online-Testtrainer mit allen verfügbaren Varianten und Umfängen. Das vorausgewählte Komplettpaket ist mit Eingabe deines Gutschein-Codes komplett kostenfrei. Du hast auch die Möglichkeit, vergünstigt ein größeres Paket mit weiteren Inhalten, Aufgaben und Übungen zu erwerben. Eine genaue Übersicht vom Umfang erhältst du mit Klick auf das jeweilige Paket. Wähle anschließend das für dich am besten geeignete Komplettpaket aus und klicke auf „Freischalten“. Danach kannst du oben in der Kasse den Gutscheincode eingeben und der Gutscheinbetrag wird von deinem Kaufbetrag abgezogen. So kommst du richtig günstig an ein hochwertiges Paket. Klingt gut, oder?

Gib nun deine E-Mail-Adresse, Vor- und Nachname an und lege dein Passwort fest. Mit Klick auf „Bestellen“ erfolgt direkt die Freischaltung und du bist auf unserer Lernplattform angemeldet.
Deine Lerninhalte findest du in deinem Profil unter „Meine Kurse“. Nach der erfolgreichen Aktivierung deines Online-Trainers erhältst du von uns weitere Informationen zum Funktionsumfang und zur Bedienung via Mail.

Achtung: Dein festgelegtes Passwort und die hinterlegte E-Mail-Adresse sind auch deine Zugangsdaten zu unserer TestHelden-App. Diese findest du im App-Store und im Google Play-Store, wenn du ganz einfach nach „TestHelden“ suchst.

Dein Buch umfasst mehr als einen Kurs? Dann such dir einen beliebigen Kurs aus und melde dich danach bei uns unter support@testhelden.com. Wir schalten dir dann alle weiteren Kurse frei. Bitte gib in deiner Nachricht den genauen Titel des Buches an.
Bis gleich!